冠心病与临床

玄军　编著

山东大学出版社

图书在版编目(CIP)数据

冠心病与临床/玄军编著.—济南:山东大学出版社,2016.7

ISBN 978-7-5607-5583-0

Ⅰ.①冠…　Ⅱ.①玄…　Ⅲ.①冠心病—防治
Ⅳ.①R541.4

中国版本图书馆 CIP 数据核字(2016)第 180304 号

策划编辑:赵　岩
责任编辑:徐　翔
封面设计:张　荔

出版发行:山东大学出版社
社　址　山东省济南市山大南路 20 号
邮　编　250100
电　话　市场部(0531)88364466
经　销:山东省新华书店
印　刷:济南新科印务有限公司
规　格:720 毫米×1000 毫米　1/16
9 印张　105 千字
版　次:2016 年 7 月第 1 版
印　次:2016 年 7 月第 1 次印刷
定　价:25.00 元

内容提要

本书详尽系统地对冠心病的发病机理、诊断、治疗以及防治中的新进展进行了讨论。对冠心病的重点问题，诸如无症状性冠心病、心绞痛综合征、不稳定心绞痛、急性冠脉综合征、心力衰竭和心律失常型冠心病的防治，从理论根据和临床实践上都作了精辟的分析。特别对急性心肌梗死病因、病理、诊断与鉴别诊断，急性心肌梗死与心律失常及心肌梗死的实验室检查、早期溶栓治疗、并发症等都作了详细的阐述，也对经皮冠状动脉介入术作了介绍，并附有关于冠心病、心肌梗死的病理解剖、心电图、介入手术等的彩色照片。图文并茂、便于阅读和理解。

另外，本书对冠心病与心脏神经官能症、营养心肌和改善心肌的药物、冠心病的中医治疗、心肌梗死患者恢复期的治疗和对急性心肌梗死患者的综合评估也有细致的讨论和分析。

前言

在世界各国,心脑血管病以最高的死亡率而成为第一杀手。在我国,此病的发病率和死亡率亦逐年上升,已超过恶性肿瘤达到第一位。而在心脑血管病中,冠心病的发病率和死亡率又占了其中的大部分。冠心病不仅发病率高,且发病急、病死率大、致残率高,尤多发于中老年人。

在我国,冠心病的发病率在近几十年有明显上升趋势。据卫生部有关统计资料,30 年前我国心血管病的死亡人数占总死亡人数的 12.8%,到 2014 年这一数据升至 52%。据北京 24 家医院的统计,急性心肌梗死的住院患者数是 30 年前的 10 倍。2014 年,中国心血管病报告给出了一组心血管病导致死亡的数字:每年约 350 万人死于心血管病,每天 9590 人,每小时 400 人,每 10 秒钟即有 1 人。因此,心血管病的防治形势非常严峻。而心血管病并非不可控、不可防,管控好引起心血管病的危险因素,就能明显降低心血管病的致死、致残率。

作为一名在心内科临床工作了 50 多年的老医生,有责任,也有义务将个人的临床经验奉献给广大读者和医务工作者,所以与同仁们共同努力，编著了本书。可作为住院医师、基层医生、社区医生及全科医生的临床参考书籍。在本书编写过程中，承蒙山东省立医院心内科邵建华教授、山东省千佛山医院心内科侯应龙教授、闫素华教授、邢启崇教授、李国华教授、徐瑞教授的热心指导和大力协助，特表感谢！

目　录

总　论

一、冠心病的概念

冠心病是“冠状动脉粥样硬化性心脏病”的简称(coronary heart disease，CHD)，亦称缺血性心脏病(ischemic heart disease，IHD)，是指冠状动脉粥样硬化形成斑块导致冠状动脉狭窄，血流减少而使心肌缺血、缺氧而引起的心脏病。其原因绝大部分为冠状动脉粥样硬化引起的冠状动脉狭窄。其他疾患引起的心肌缺血，如主动脉病变等不包括在内。因此用冠状动脉性心脏病或冠心病一词来代替冠状动脉粥样硬化性心脏病。近年来也将冠状动脉痉挛(伴有或不伴有冠状动脉粥样硬化)引起的心肌缺血、缺氧列为冠心病的范畴。

冠状动脉粥样硬化(coronary atherosclerosis)与冠状动脉粥样硬化性心脏病的意义并不相同。因为冠状动脉虽然发生了粥样硬化、管腔狭窄，但并未引起心肌缺血、缺氧(冠状动脉具有很大的储备能力，只有当其狭窄程度达 50%以上时才会引起症状)，临床上已有冠状动脉粥样硬化，但还没有心肌缺血、缺氧的证据时，只能认为患者是冠状动脉粥样硬化，而不能认为是冠状动脉粥样硬化性心脏病。

现在也有许多专家将冠心病称为缺血性心脏病（ischemic heart disease）作为冠心病的同义词。

健康需要终身维护，“心血管疾病发生发展几十年，致死、致残一瞬间”。预防的重要性不言而喻，但是知易行难，真正能做到健康生活，有效预防的人少之又少。

二、冠心病流行病学

我国冠心病的发病率有着地区差异，北方省市普遍高于南方省市。冠心病在美国等许多发达国家的死亡率是第一位的。然而美国从20世纪60年代开始，出现冠心病死亡率下降趋势，得益于美国所进行的降低冠心病危险因素的努力，即控制危险因素和改进心肌梗死的治疗。

由于动脉粥样硬化病变是缓慢发展的，所以冠心病多发生在中老年。调查发现，从40岁开始，每增加10岁，冠心病和急性心肌梗死的发病率增加1倍。

冠心病的发病率和死亡率在性别上有很大差异——明显男性高于女性。女性发病率较低的年龄段主要在50岁前(与女性激素活动有关)。男性心肌梗死患者的平均年龄比女性大10岁左右。

冠心病发病也有很大的地区差异，其主要原因是经济环境条件和膳食习惯的不同。近年来，我国冠心病的发病率明显升高是和经济发展、营养成分变化、体重指数增加有着极密切的关系的。

冠心病发作常与季节变化、情绪激动、体力活动增加、饱食、大量吸烟和酗酒有关。

冠心病危险因素的提出是冠心病防治中的一个重要环节，流行病学研究发现并从各方面控制这些因素后，20 世纪后期冠心病的发病率和死亡率明显下降。

三、危险因素与诱因

冠心病的危险因素包括可变的危险因素和不可变的危险因素。

可变的危险因素：高血压、血脂异常（总胆固醇过高或低密度脂蛋白过高，三酰甘油过高，高密度脂蛋白过低）；超重/肥胖、高血糖/糖尿病；不良生活方式，包括吸烟、不合理膳食（高脂肪、高胆固醇、高热量等）、缺少体力活动、过量饮酒及社会心理因素等。

不可变的危险因素：年龄、性别、家族史及地区和种族差异。此外，与感染有关，如巨细胞病毒、肺炎衣原体等。

冠心病无创性检查的危险分级：

(1)低危（年病死率低于 1%）：

①平板运动试验得分低微（大于等于 5 分）。

②静息或负荷时心肌灌注正常或小面积缺损。

③负荷时超声心动检查室壁运动正常或无变化。

(2)中度危险（年病死率 1%～3%）：

①轻度/中度静息性左心室功能障碍（左心室射血分数 35%～49%。

②平板运动试验得分为中度危险（−10～4 分）。

③负荷诱发者等面积灌注缺损，但不伴有左心室扩张。

④仅在大剂量多巴酚丁胺负荷限制性超声心动检查时出现室壁缺血性运动异常（累及不超过 2 节段）。

(3)高度危险(年病死率超过3%):

①静息性左心室功能严重障碍(左心室射血分数低于35%)。

②平板运动试验得分高危(小于或等于-11分)。

③负荷诱发的大面积灌注缺损(尤其是前壁)。

④超声心动检查:小剂量多巴酚丁胺即出现室壁运动异常(累及2节段以上)。

四、临床症状

1.典型心绞痛

典型心绞痛因体力活动、情绪激动等诱发。突感心前区疼痛。多为发作性绞痛或压榨性痛,也可为憋闷感。疼痛从胸骨后或心前区开始,放射至左肩、臂甚至小指,休息或含服硝酸甘油可缓解。胸痛放射的部位也可涉及颈部、下颌、牙齿、腹部等。胸痛也可出现在安静状态下或夜间,是由于冠状动脉痉挛所致,也称为变异型心绞痛。如胸痛性质发生变化,如新近出现的进行性胸痛阈下降,以致稍事体力活动或情绪激动甚至休息或熟睡时亦可发作。疼痛逐渐加剧、变频、持续时间延长,去除病因或含服硝酸甘油不能缓解,此时往往怀疑为不稳定心绞痛。

2.心肌梗死

患者胸痛剧烈,持续时间长(常超过半小时),硝酸甘油不能缓解,并可有恶心、呕吐、出汗、发热甚至发绀、血压下降、休克、心力衰竭。

3.猝死

约有1/3急性心肌梗死患者首次发作冠心病,即可表现为猝死。一般从发病到死亡不到 2 小时。

4. 其他

患者也可表现为心力衰竭型和心律失常型。

五、冠心病的临床诊断方法

1. 临床表现

心绞痛是冠心病的主要临床症状。根据心绞痛发作时的部位、性质、诱因、持续时间、缓解方式等特点及伴随症状、体征和心电图、实验室检查等便可鉴别心绞痛和心肌梗死。可以说，典型的症状和体征对冠心病、心绞痛和心肌梗死的诊断有着极重要的意义。

2. 心电图

心电图是冠心病诊断中最早、最常用和最基本的诊断方法。使用方便，易于普及，还能连续动态观察和进行各种负荷实验，以提高其诊断敏感性。尤其是症状发作时最重要的检查手段，还能发现心律失常。心绞痛发作时 S-T 段异常压低，变异性心绞痛则出现一过性 S-T 段抬高，不稳定心绞痛多有明显的 S-T 段压低和 T 波倒置。无论是心绞痛或心肌梗死都有其典型的心电图变化。

心肌梗死时的心电图表现：①急性期有异常 Q 波、S-T 段抬高。②亚急性期仅有异常 Q 波和 T 波倒置（梗死后数天至数星期）。③慢性期或陈旧性（3～6 个月），仅有异常 Q 波。若 S-T 段抬高持续 6 个月以上，则考虑并发室壁瘤。若 T 波持久倒置，则称心肌梗死伴冠脉缺血。

3. 心电图负荷实验

心电图负荷实验包括运动负荷实验和药物负荷实验(如潘生丁、异丙肾实验等)。对于安静状态下无症状或症状很短,难以捕捉的患者,可以通过运动或药物增加心脏的负荷而诱发心肌缺血,通过心电图记录到ST-T变化而证实心肌缺血的存在,结果阳性为异常,是最常用的鉴别诊断方法。怀疑心肌梗死的患者禁忌做此试验。

4. 动态心电图

动态心电图是一种长时间连续记录分析在活动和安静状态下心电图变化的方法,也称HOLTER。常规心电图只能记录静息状态下数十次心动周期的波形,而动态心电图在24小时内可连续记录多达10万次的心电信号,可提高对非持续性异位心律尤其是一过性心律失常及短暂的心肌缺血发作的检出率,扩大了心电图临床应用范围,并且可了解患者在活动及日常生活状态下的心电图变化,如一过性心肌缺血时的心电图ST-T变化。动态心电图无创、方便,患者容易接受。

5. 核素心肌显像

根据病史、心电图检查不能排除心绞痛,以及某些患者不能进行运动负荷试验时,可做此项检查。核素心肌显像可以显示缺血区,明确缺血部位和范围大小。结合其他检查可提高检出率。

6. 超声心动图

超声心动图可以对心脏形态、结构、室壁运动以及左心室功能进行检查,是目前最常用的检查手段。其对室壁瘤、心腔内血栓、心脏破裂、乳头肌功能等有重要诊断价值。

血管内超声是通过导管技术将微型化的探头植入血管腔内

显像，提供血管的横截面图像，了解管腔形态、管壁结构，是一项很有发展前途的新技术。

7. 实验室检查

通过实验室检查测定血脂、血糖等指标，评估是否存在冠心病的危险因素。而心肌损伤标志物是急性心肌梗死诊断和鉴别诊断的重要手段之一。目前临床中以心肌肌钙蛋白为主。

8. 冠状动脉 CT

多层螺旋 CT 和冠状动脉成像是一项无创、低危、快速的检查方法，已成为重要的冠心病早期筛查和随访手段。适用于：

(1)有不典型胸痛症状，而心电图、运动负荷实验或核素心肌灌注等辅助检查不能确诊者。

(2)冠心病低风险患者的诊断。

(3)可疑冠心病但不能进行冠状动脉造影者。

(4)无症状的高危冠心病筛查。

(5)已知冠心病或介入手术治疗后的随访。

9. 冠状动脉造影及血管内成像

该检查是目前冠心病诊断的“金标准”，可以明确冠状动脉有无狭窄，狭窄部位、程度、范围等，并可借此指导进一步的治疗。

冠状动脉造影的指征：

(1)对内科治疗下心绞痛仍较重者，明确冠脉病变情况以便考虑 PCI 术或旁路移植手术。

(2)胸痛似心绞痛而不确诊者。

六、诊断

冠心病的诊断主要依赖典型的临床症状，结合辅助检查发现心肌缺血或冠脉阻塞的证据，以及心肌损伤标志物判定是否有心肌坏死。发现心肌缺血最常用的检查方法包括常规心电图和心电图负荷试验、核素心肌显像，有创检查如冠状动脉造影和血管内超声等。通常先进行无创方法的辅助检查。

（一）冠心病的诊断标准

1. 有典型心绞痛发作或心肌梗死而无重度主动脉狭窄、主动脉关闭不全、主动脉炎、冠状动脉栓塞或心肌病等证据者。

2. 休息时心电图有明显心肌缺血型表现，或心电图运动实验阳性，而无其他原因可查者（包括各种心脏病、自主神经功能失调、显著贫血、甲状腺功能亢进、洋地黄作用、电解质紊乱、阻塞性肺气肿等）。且应同时具备下述三项中两项者：①高血压。②高血脂。③糖尿病。如无临床症状者，则诊断为隐性冠心病。（运动试验的阳性标准：①运动中出现典型心绞痛。②运动中心电图出现 ST 段下斜型或水平型下移大于或等于 0.1 mV，持续时间大于 1 分钟。）

3. 男性 40 岁以上，女性 45 岁以上，患者有心脏增大，心力衰竭、乳头肌功能失调或严重心律失常（指多源性室性早搏、心房颤动或扑动、并行室性心动过速、左束支传导阻滞、双侧束支传导阻滞、窦房传导阻滞、Ⅱ～Ⅲ度房室传导阻滞及频发窦性静止）而不能用高血压、心肌疾病或其他病因解释者。并具备下述三项中的两项：①高血压。②高血脂。③糖尿病。

4. 猝死而无其他原因可查者。

（二）可疑冠心病诊断标准

休息时或运动时心电图可疑，而无其他原因可解释，并有下列三项中的两项者：①40 岁以上。②血脂高。③可疑心绞痛。

关于世界卫生组织（WHO）通过的“缺血性心脏病”的命名及诊断标准：“缺血性心脏病的定义是：由于冠状动脉循环改变引起冠脉血流和心肌需求之间不平衡而导致心肌损害。缺血性心脏病分为急性、暂时性和慢性，可由于功能性改变或器质性病变而引起。非冠状动脉性血流动力学改变引起的缺血，如主动脉狭窄则不包括在内。缺血性心脏病与冠状动脉性心脏病是同义词。其他名称不主张再用。”冠心病（冠状动脉硬化性心脏病）也称为缺血性心脏病。

七、治疗

（一）生活习惯的改变

戒烟限酒，低脂低盐饮食，适当体育锻炼，控制体重等。

（二）药物治疗

药物治疗可抗血栓（抗血小板、抗凝），减轻心肌耗氧（β受体阻滞剂），缓解心绞痛（硝酸酯类），调脂稳定斑块（他汀类调脂药）。药物治疗是所有治疗的基础。介入和外科手术治疗后也要坚持长期的标准药物治疗。对同一患者来说，处于疾病的某一阶段，可用药物理想的控制；而在另一阶段时单用药物治疗效果往往不佳，需要将药物与介入治疗或外科手术合用。

药物治疗的目的是缓解症状，减少心绞痛的发作及心肌梗死的发生，延缓冠状动脉粥样硬化病变的发展，减少冠心病死亡。

规范药物治疗可以有效地降低冠心病患者的死亡率和再缺血事件的发生，改善患者的临床症状。而对于部分血管病变严重甚至完全堵塞的患者，在药物治疗的基础上，血管再建治疗可进一步降低患者的死亡率。

1.硝酸酯类药物

硝酸酯类药物能扩张冠状动脉和外周血管，增加冠状动脉血流，降低阻力，减少回心血量，降低心室容量、心脏内压、心排血量和血压，减少心脏前后负荷和心肌氧耗，缓解心绞痛，还能控制缺血发作和预防发作。到目前为止，硝酸酯类药物是治疗心绞痛及各型心肌缺血综合征最常用的药物。

2.抗血栓和抗凝药物

抗血栓和抗凝药物包括抗血小板和抗凝药物。抗血小板药物主要有阿司匹林、氯吡格雷（波立维）、替罗非班等。可抑制血小板聚集，避免血栓形成而堵塞血管。

冠脉介入治疗后应服用氯吡格雷（波立维）半年至一年。

抗凝药包括普通肝素、低分子肝素、磺达肝癸纳、比伐卢定等。用于不稳定心绞痛和心肌梗死的急性期及介入治疗中。

3.纤溶药物

溶血栓药物主要有链激酶、尿激酶、组织型纤溶酶原激活剂等。可溶解冠状动脉闭塞处已形成的血栓，开通血管，恢复血流，常用于急性心肌梗死发作时。

4.β受体阻滞剂

β受体阻滞剂有抗心绞痛作用，预防心律失常。在无明显禁忌时，β受体阻滞剂是冠心病的一线用药。常用药物有美托洛尔、阿替洛尔、比索洛尔和兼有α受体作用的卡维地洛、阿罗洛尔等。剂量应以将心率降到目标范围内为标准。β受体阻滞剂在有哮喘、慢性气管炎及外周血管病时慎用。

5.钙通道阻滞剂

钙通道阻滞剂可用于稳定型心绞痛的治疗和冠脉痉挛引起

的心绞痛。常用药有维拉帕米、硝苯地平控释剂、氨氯地平、地尔硫䓬等。不主张使用短效钙通道阻滞剂如硝苯地平普通片。

6. 肾素血管紧张素抑制剂

肾素血管紧张素抑制剂包括血管紧张素转化酶抑制剂(ACEI)、血管紧张素2受体拮抗剂(ARB)以及醛固酮拮抗剂。对于急性心肌梗死或合并心功能不全的患者尤应使用。常用ACEI类药物有依那普利、贝钠普利、雷米普利、福辛普利等。如出现明显干咳,可改为血管紧张素2受体拮抗剂,包括缬沙坦、提米沙坦、呃呗沙坦等。用药过程中注意防止血压过低。

7. 调脂治疗

调脂治疗适用于所有冠心病患者。冠心患者要在改变生活习惯基础上给予他汀类药物,降低低密度脂蛋白胆固醇,治疗目标为下降到80 mg/dL。常用药有络伐他汀、普伐他汀、辛伐他汀、氟伐他汀、阿托伐他汀、瑞舒伐他汀等。

(三)经皮冠状动脉腔内成形术(PCI)

PCI是应用特制的带气囊导管经外周动脉(股动脉或桡动脉)送到冠脉狭窄处,充盈气囊扩张狭窄的血管腔,改善血流,并在扩开的狭窄处安放支架,预防再狭窄。PCI还可结合血栓抽吸术、旋磨术,适用于药物控制不良的稳定型心绞痛、不稳定型心绞痛和心肌梗死患者。心肌梗死急性期首选急诊治疗,时间越早越好。

(四)冠状动脉旁路移植术(简称冠脉搭桥术)(CABG)

CABG能恢复心肌血流灌注,缓解胸痛和局部缺血,改善患者的生活质量,延长患者生命。适用于严重冠状动脉病变患者不能接受介入治疗或治疗后复发的患者,以及心肌梗死后心绞痛或出现室壁瘤、二尖瓣关闭不全、室间隔穿孔等并发症时。在治疗并发症的同时应行冠脉搭桥术。手术的选择应由心内科、心外科医生与患者共同决策。

八、冠心病治疗在欧美的经验与我国的现状

从20世纪60年代开始，美国心血管病死亡率每年下降2%，获得这一成就的原因是他们先后发动了“三大战役”——控烟、控制高血压和胆固醇教育计划。

我国的情况并不理想，高血压控制率不到10%，与发达国家的30%～50%相比，还有明显差距；伴随的其他挑战是肥胖和糖尿病。肥胖和糖尿病都是冠心病的亲兄弟，这两种非传染性慢性疾病在中国甚至比西方国家蔓延得还严重。在国内多地人群出现“未富先病、未富先胖”的现象。

九、良好的生活方式的重要性

若一个人从出生到成年，通过健康的生活方式，保持血压在120/80 mmHg，血脂、血糖也同样保持在理想水平，直到七八十岁。可以肯定，这样的人群不但寿命长，生活质量高，而且可以对社会做出更大的贡献。如果得了高血压，需要用药物使之达标，亦可有效减少各种心血管并发症的发生。血脂、血糖的管理亦是同样道理。

通过倡导推行健康生活方式改善不良生活习惯，让更多的人达到理想健康状态，可很大程度减少心血管病的危险因素和疾病的发生。

第一章　慢性冠状动脉性心脏病

慢性冠状动脉硬化性心脏病(chronic coronary artery atherosclerosis heart disease)系指冠状动脉狭窄或阻塞引起的心脏病,即通常所说的冠心病。

一、慢性稳定性心绞痛

慢性稳定性心绞痛(chronic stable angina pecteris)是由于冠状动脉硬化,冠脉狭窄,而发生暂时性的心肌缺氧缺血,出现阵发性、前胸压榨性疼痛,休息或硝酸酯制剂可以缓解的综合征。

(一)症状

本病以阵发性胸痛为主要特征。

1. 诱因

本病常因劳累或过度用力活动及情绪激动、饱食、寒冷以及心律失常等诱发。

2. 部位

胸痛多发生在胸骨后,也可累及心前区甚至整个胸部,界限比较模糊。疼痛可放射至左臂甚至可传至手指、左肩、下颌等。不是一个区域，而是一点的疼痛，一般不是心绞痛。

3. 性质

疼痛常较模糊，为压迫感、憋气、胸闷、胸部紧束感、烧灼感甚至窒息或濒死感，但非刀扎或针刺样锐痛。

4. 持续时间

疼痛可持续半分钟到10分钟。静息2～5分钟或舌下含化硝酸甘油后几分钟可缓解。如疼痛时间小于5秒钟或大于20分钟，或深吸气加重，吞咽食物或喝水则缓解，一般不是心绞痛。

5. 稳定型心绞痛的危险分级

国际上一般采用加拿大心血管协会(CCS)分类法：

Ⅰ级：日常活动如步行、爬楼等无心绞痛发作，仅在强、快或持续用力时发生心绞痛。

Ⅱ级：日常活动因心绞痛而轻度受限。快步、饭后、寒冷及精神刺激时易发生心绞痛。步行200米以上或爬楼一层以上受限。

Ⅲ级：日常活动因心绞痛发作而明显受限。步行200米内或登一层楼即引起心绞痛。

Ⅳ级：轻微体力活动或休息时均可导致心绞痛发作。

一部分患者症状并不典型，仅表现为心前区不适、心悸、乏力或以胃肠道症状为主。某些患者可能没有疼痛，如老年人和糖尿病患者。也称为隐性或无症状性冠心病。

(二)体征

心绞痛未发作时，一般无异常体征。心绞痛发作时，血压可很快或缓慢升高，并伴有心率增快。血压升高也可出现在心绞痛发作之前。

听诊可闻及第三和第四心音，有时可闻及第二心音反常分裂。

(三)实验室检查

1. 心电图

(1)静息心电图：大约 1/3 的慢性稳定性心绞痛患者的静息心电图正常。常见典型心肌缺血性改变为 ST 段下沉型下移及两肢对称性的 T 波倒置，即冠状 T 波，提示心内膜下缺血。疼痛缓解后，回复等电位和 T 波恢复直立。还可表现为各种类型的心律失常，最常见的是室性早搏、左束支和左前分支阻滞。左束支阻滞的出现与左心室功能损害有关。常提示冠状动脉多支病变。

(2)运动心电图：如有胸痛症状而静息心电图正常，则运动心电图将有助于诊断。此外，运动心电图对于评估冠心病的严重性及预后，也有一定价值。运动可增加心脏负担，诱发心肌缺血。常用的运动方式有活动平板和踏车运动。此试验敏感性和特异性较高，运动量可逐级增加，还可在运动过程中动态观察心电图和血压。根据运动强度，以达到按年龄预计的最高心率的 85%为标率。

冠心病的诊断及严重程度的评估：①运动中仅出现心绞痛而无 ST 段下移，则冠心病的可能性较大；运动中出现心绞痛并伴有 ST 段水平型或下斜型压低，大于 1 mm，则冠心病检出率达 90%；如伴有 ST 段水平型或下斜型下移大于 2 mm，则可肯定冠心病的诊断。运动中仅有 ST 段水平型或下斜型下移大于或等于 1～2 mm，而无心绞痛症状，则冠心病检出率为 70%～90%。②运动中出现低血压反应，即收缩压低于运动前水平，则冠心病检出率为80%。③运动诱发左束支阻滞，则基本上可诊断为冠心病，并提示左前降支近段严重狭窄。④运动后恢复期心率减慢时，ST段压低仍然存在，支持冠心病的诊断。⑤运动试验诱发的低血压，ST段水平下斜型下移大于和等于2 mm和运动后恢复期仍有ST段压低持续5分钟以上，预示存在多支冠状动脉病变。运动不能使心率增加到预计值并有ST段压低，也预示多支冠状动脉病变。⑥运动试验诱发室性早搏。如果出现高危性室性早搏，如多源性室性早搏、短阵室性心动过速，则提示存在严重的冠心病并有左心室功能异常。

(3)动态心电图：通过描记患者日常生活中的心电图，动态观察心肌缺血变化，尤其对无症状性心肌缺血的检出率较高，且可检出短暂性心律失常。

2.放射性核素

(1)由于该项检查需特殊设备，一般只在实验室检查和症状与临床不符时采用。

(2)放射性核素心血管造影可通过静脉注射^{99m}Tc对心排血量、射血分数、心室舒张末期和收缩末期容积及室壁运动进行测定，以判断左心室的功能状态。也可采用运动试验，对比运动前后的心脏闪烁造影测定心功能和室壁运动情况。

3.超声心动图

二维超声心动图如提示室壁运动异常，结合运动试验，其敏感性可提高75%～90%。由于运动诱发的室壁运动障碍并非很快回复，故于运动峰值后做二维超声心动图可检查出明显的冠心病并可评估冠状动脉狭窄的程度。此外，二维超声心动图也可直接用于检查左冠状动脉主干病变。

4. 胸部 X 线图像

通常无异常发现，某些患者可见冠状动脉硬化，提示严重的病变，结合电子计算机扫描，可提高对冠状动脉病变的阳性率。

5. 心导管检查

(1)冠状动脉造影：系诊断冠状动脉病变最可靠的方法，可显示冠状动脉病变部位及严重程度。大约 15％的冠心病患者其冠状动脉可无严重狭窄病变。曾发生过心肌梗死的患者，多为至少一支冠状动脉主支完全阻塞。

冠状动脉造影指征：①有胸痛而非创伤性，检查未能确诊的疑难患者。②需进行经皮腔内冠状动脉成形术者。③需行冠状动脉旁路移植术者。

(2)左心室造影：用于分析左心室收缩功能。可显示左心室舒张末压力、收缩末期容积、心输出量和射血分数及室壁运动情况。

6. 生化检查

生化检查包括血清心肌酶、血胆固醇和三酰甘油等指标。

(四)诊断

根据在劳累、体力活动或情绪激动等情况下诱发胸痛，其性质在 1～3 月内无变化，疼痛发作时间也相仿，含化硝酸甘油可缓解等特点，结合年龄和冠心病易患因素，并除外其他因素所致的心绞痛，一般可确立诊断。心电图有助于诊断，无改变者可做心电图运动试验，亦可根据情况行冠状动脉造影和左心室造影。

(五)鉴别诊断

1. 不稳定心绞痛

不稳定心绞痛包括初发型心绞痛、恶化型心绞痛、自发性心绞痛、变异性心绞痛及混合性心绞痛等。其共同特点是心绞痛发作不稳定。

2.急性心肌梗死

急性心肌梗死的疼痛性质更为剧烈，持续时间长，可达半小时以上。常伴恶心、呕吐、大汗甚至休克和心力衰竭。心电图有特异的梗死图形及血清心肌酶变化等予以鉴别。

3.心脏神经官能症

本病患者以中青年女性居多。胸痛多位于心尖部附近，范围小或部位不十分肯定。大多疼痛时间短(几秒钟)，也可持续时间长，常为针刺样感觉，休息或含化硝酸甘油不能缓解或含化硝酸甘油 10 多分钟后缓解。可伴头晕、乏力、心悸、焦虑、失眠等神经衰弱症状。心电图可出现 ST 段压低，服用β受体阻滞剂后可恢复正常。

4.胆石症

胆石症发作时间较长，常持续 2～4 小时，多伴有恶心、呕吐症状。有时疼痛在心前区或左上肢，称为胆心反射，易于同心绞痛混淆。腹部二维超声检查可以确诊。

5.肋间神经痛

肋间神经痛呈持续性刺痛或烧灼感，咳嗽、用力呼吸和体位改变可使疼痛加剧，上抬手臂可出现局部牵拉痛，故不难与心绞痛鉴别。

6.其他引起胸痛的心血管病

(1)肺动脉高压：可引起胸部不适，常伴随呼吸困难、眩晕、或劳累性晕厥。有肺动脉瓣第二音增强并分裂及右心室肥大等体征。

(2)肺动脉栓塞:胸痛与呼吸困难有关。常合并胸膜炎,吸气时疼痛加剧,并闻及胸膜摩擦音。

(3)急性心包炎:多发生于年轻人,胸痛多突然发生,严重而持久,咳嗽、吞咽和用力吸气等活动可使疼痛加重,听诊可闻及心包摩擦音。心电图示各导联(AVR 除外)ST 段弓背向下型抬高。

(4)其他:主动脉瓣狭窄及关闭不全、大动脉炎等均可引起冠状动脉狭窄或心肌缺血而发生心绞痛。

(六)治疗

慢性稳定型心绞痛首先要进行生活调理,保持良好的生活方式,消除冠心病的易患因素,使用抗心绞痛药物和冠状动脉病变血管重建。

1. 戒烟

慢性冠心病吸烟者的死亡率和心肌梗死的发病率均明显高于不吸烟者。烟草可加速动脉硬化的进程,增加心肌耗氧量,降低冠状动脉血流,易使冠状动脉痉挛,诱发心肌缺血,还能降低抗心绞痛药物的疗效。

2. 控制血脂

血脂异常与冠心病的发生率和死亡率升高密切相关。对富含饱和脂肪酸和胆固醇的食物如动物脂肪、奶油、动物内脏等宜减少食用,而宜食用植物油、高蛋白食物如瘦肉、鱼、鸡、豆类、蔬菜、瓜果等含维生素较多的食物。经饮食调理血脂仍高时,可进行药物治疗。

治疗其他与动脉粥样硬化有关的疾病。如糖尿病、甲状腺机能减退和肾病综合征等皆可促进动脉粥样硬化的发生和发展。

3. 生活调理

(1)减轻精神负担。说服患者建立起对疾病治疗的信心。

(2)调整生活方式。慢性稳定型心绞痛发作常在一定的条件下诱发,故对发病前的生活方式或习惯进行必要的调整,将有助于稳定病情。

(七)抗心绞痛药物的使用

1. 硝酸酯类药物

硝酸酯类药物有冠状动脉扩张作用,使病变血管的局部血流量增加并降低左心室舒张压,降低心肌需氧量和增加缺血区氧的供给。

(1)硝酸甘油(nitroglycerin):为临床最常用的速效、短效抗心绞痛药,有多种制剂形式。舌下含用可迅速达到短暂有效的药物血浓度。舌下含用剂量为 0.3～0.6 mg,多于 5 分钟内缓解症状;如果疼痛仍不缓解,可每间隔 5 分钟给予 0.3 mg,15 分钟内最大剂量可达 1.2 mg。硝酸甘油油膏可局部涂用,常涂于胸部,作用开始时间约在涂药后 30 分钟,作用持续时间 4～6 小时,故较适于心绞痛发作的预防。硝酸甘油贴剂作用维持时间更长,可达 24～48 小时,故亦可用于预防心绞痛发作。硝酸甘油的不良反应有头痛、面部发红和低血压等,但一般均可耐受。

(2)亚硝酸异戊酯(amyl nitrite):是一种高度挥发性液体,鼻孔内一次吸入 0.12～0.18 mL,此药易产生耐药性且异味较浓,近年来已少用。

(3)硝酸异山梨醇酯(硝心痛片):10 mg/片,每日 2～3 次。

(4)单硝酸异山梨醇酯缓释胶囊(易乐定):50 mg/粒,50 mg,每日 2～3 次。

(5)单硝酸异山梨醇酯片(欣康):20 mg/片,20 mg,每日2～3次。

(6)单硝酸异山梨醇酯缓释片(依姆多):30 mg/片,30 mg,每日2次。

2.β受体阻滞剂

β受体阻滞剂通过减慢心率和降低心肌收缩力,使心肌耗氧量减少,冠状动脉循环改善,减少心绞痛发作频率和提高心绞痛的痛阈,从而达到抗心绞痛的效果。

(1)普萘洛尔(心得安):与硝酸酯类药物合用,能提高疗效和减少耐药性。

(2)酒石酸美托洛尔(倍他乐克):25 mg/片,25 mg,每日2～3次。

(3)琥珀酸美托洛尔(长效倍他乐克):47.5 mg/片,每日1～2片。

(4)富马酸比索洛尔(康忻):5 mg/片,每日2～3次。

(5)盐酸索他洛尔(维特):80 mg/片,每日2～3次。

(6)卡维地洛(金洛):2.5 mg/片,可1/2片或1/4片顿服。

对需长期服用β受体阻滞剂的患者,应当注意所选择的药物对血脂浓度的影响。注意其不良反应有窦性心动过缓、窦性静止、房室传导阻滞、左心室收缩力降低、支气管痉挛等。而心力衰竭、心动过缓、房室传导阻滞、支气管哮喘者应禁用。

长期服用β受体阻滞剂者不可突然停药,以免引起药物撤停反应而使心绞痛加重或转变为不稳定型心绞痛,甚或诱发心肌梗死。

β受体阻滞剂与其他药物合用,可出现药物之间的协同或累加及抑制作用。

3. 钙拮抗剂

钙拮抗剂可阻止钙离子进入心肌和血管平滑肌细胞，对心肌有负性收缩作用，对血管有明显扩张作用，与心绞痛药合用对慢性稳定性心绞痛具有良好的治疗作用。

(1)硝苯地平片(心痛定)：10 mg/片，10 mg/次，每日 3 次。

(2)硝苯地平缓释片(尼福达)：20 mg/片，20 mg/次，每日 2 次。

(3)硝苯地平控释片(尼福达)：20 mg/片，20 mg/次，每日 2 次。

(4)氨氯地平片(络活喜)：5 mg/片，5 mg/次，每日 1～3 次。

(5)非洛地平片(可立平)：5 mg/片，5 mg/次，每日 1～3 次。

(6)非洛地平缓释片(波依定)：5 mg/片，5 mg/次，每日 1～2 次。

(7)盐酸地尔硫䓬片(合心爽)：30 mg/片，30 mg/次，1～3 次。

(8)盐酸地尔硫䓬缓释胶囊(合贝爽)：90 mg/粒，90 mg/次，每日 1～2 次。

(9)盐酸贝尼平片(可立洛)：4 mg/片，4 mg/次，每日 1～3 次。

(10)尼卡地平：20 mg/片，20 mg/次，每日 3 次。

4. 抗心绞痛药物的选择

各类抗心绞痛药物对心肌供氧、耗氧及其所产生的不良反应有较大的不同。故应结合临床及药物的作用特点综合考虑加以选择。

(1)心绞痛发作时,应用速效、使用简单方便的硝酸制剂,如硝酸甘油片和亚硝酸异戊酯等。

(2)心绞痛痛阈相对固定者,说明心肌缺血系心肌需氧量增加而供应相对不足引起,应首先考虑使用β受体阻滞剂以降低心肌需氧量;对于痛阈不固定者,则可能系由于冠状动脉舒缩功能改变致心肌血液供应不足,应选用钙拮抗剂。

(3)疑有变异性心绞痛者,应选用钙拮抗剂。β受体阻滞剂可能加重心绞痛而不宜采用。

(4)心绞痛合并中至重度心力衰竭者,应选用硝酸类制剂。心力衰竭经治疗好转后而心绞痛仍存在时,可选用硝苯地平。而β受体阻滞剂则须禁用。

(5)兼有支气管哮喘或慢性阻塞性肺部疾病的心绞痛,可选择钙拮抗剂和硝酸酯类药物。

(6)心绞痛并有病态窦房结综合征、窦性心动过缓或房室传导阻滞者,可选择硝苯地平或尼卡地平。

(7)疑有静息心绞痛或心绞痛发展迅速由稳定型发展到不稳定型,或心绞痛初发者,以选用硝酸酯类药物,或β受体阻滞剂为宜;不宜单独使用硝苯地平,因其有反射性心动过速作用,可导致不稳定型心绞痛加重。

(8)高血压合并心绞痛者,可选用同时具有抗高血压作用的β受体阻滞剂或钙拮抗剂。

(9)心绞痛间歇期出现无症状性心肌缺血者,β受体阻滞剂的治疗作用优于钙拮抗剂。

5.抗心绞痛药物的联合用药

对于严重心绞痛患者,β受体阻滞剂、钙拮抗剂和长效硝酸酯类药物的联合应用须注意如下问题：

(1)心绞痛合并中度或重度左心衰竭、窦性心动过缓或房室传导阻滞者，β受体阻滞剂不宜与钙拮抗剂联合使用。心功能正常者，β受体阻滞剂可与钙拮抗剂合用，但使用剂量均应减少。心力衰竭患者，即便单独使用硝苯地平，亦可因其负性肌力作用而出现左心室功能恶化。

(2)一般情况下，一种β受体阻滞剂和一种钙拮抗剂联合应用的抗心绞痛效果，并非强于单用一种最大耐受量的β受体阻滞剂或钙拮抗剂，故一般仅用一种类型的抗心绞痛药物即可。

(3)硝苯地平与一种β受体阻滞剂合用，可明显减少心绞痛发作并提高心肌对缺氧的耐受性。

(4)硝苯地平和长效硝酸酯类药物均系作用较强的血管扩张剂，联合使用并非有益。

(5)慢性稳定性心绞痛的药物治疗首选硝酸酯类药物和阿司匹林。如心绞痛发作频繁，每周需舌下含用3～4次硝酸甘油片时，则需加用一种β受体阻滞剂或一种钙拮抗剂。药物剂量的增减均应逐渐进行，切不可骤然停药，以免发生“反跳现象”。

当存在某些并发症时，应注意抗心绞痛药物的使用禁忌证。

(八)冠状动脉血运重建术

经抗心绞痛药物治疗病情仍不缓解者，可进行冠状动脉血运重建术治疗。

近年来，随着技术的提高、经验的积累及仪器设备的不断改进，经皮腔内冠状动脉成形术(pecutaneous transluminal coronary angioplasty，PTCA)和冠状动脉内支架(coronary stents，CS)的成功率和普及率已明显增加，适应证亦大为扩展，已成为治疗慢性稳定性心绞痛的重要方法。

1. 适应证

(1)一般适应证：慢性稳定型心绞痛，对药物治疗无反应或伴有：①心肌缺血的客观证据。②1～2支冠状动脉明显狭窄，其狭窄程度大于该管腔的55%。③慢性稳定型心绞痛对治疗无反应，且有多支冠状动脉病变。④急性心肌梗死合并不稳定心绞痛和心源性休克。⑤冠状动脉旁路移植术后的心绞痛。⑥变异型心绞痛伴明显的“固定”冠状动脉狭窄者。

(2)相对禁忌证：①左冠状动脉主干病变。②冠状动脉狭窄直径小于50%。③慢性、完全性冠状动脉闭塞。④严重左心衰竭(EF小于25%)。

2. 患者选择

(1)心绞痛发作频繁，心肌缺血证据(心电图或心电图运动试验ST-T改变明确，冠状动脉造影示病变部位和特征适于完全或近乎完全再通者)。

(2)严重的心绞痛因合并肺部、肾脏疾病或高龄不能做冠状动脉旁路移植术者。

(3)冠状动脉单支、近端(非冠状动脉开口)狭窄，病变性质系向心性、光滑、无钙化、长度小于0.5 cm，狭窄程度中度以上但非完全性，且病变区域侧支循环丰富者，PTCA成功率大于95%；冠状动脉多支、远端狭窄，病变性质系偏心型，有钙化或完全阻塞者，则PTCA成功率偏低。

3. 并发症

PTCA后支架术的主要并发症有支架血栓形成、心肌梗死，多系支架血栓形成所致；出血，主要继发于抗凝治疗后；远端或侧枝血管闭塞。

4. 禁忌证

冠状动脉广泛性弥漫性病变、完全性阻塞、左主干病变、长期抗凝治疗者，预植入支架的血管直径小于3.0 mm者和全身处于循环衰竭状态者不适宜该治疗方法。

冠状动脉内支架一类是自动撑张支架，另一类是球囊扩张支架。另外，还有药物涂层支架。

5. 对支架性能的要求

理想的支架应具备以下特性：质地柔软、不透X线、容易放置并能被可靠地撑开，且不刺激血栓形成。

6. PTCA加冠脉内支架术后再狭窄

PTCA加支架术治疗是挤压冠状动脉腔内的粥样斑块，术后仍有病变组织残留；另外手术本身对血管内膜的损伤，粥样斑块和动脉中层的断裂，引起血小板聚集和术后血管壁的弹性回缩等也可形成再狭窄。术后再狭窄的发生率约为10%，也可有心绞痛的复发。

预防再狭窄的理想药物应当具有抗血栓形成和抗平滑肌细胞增殖的作用。常用药：①硫酸氢氯吡格雷（波立维）：75 mg/片，每日75 mg连续服用6～12个月。②泰嘉：75 mg/片，每日75 mg，连续服用6～12个月。以上两种药物都是目前比较好的抗血栓形成和纤维溶解剂。③阿司匹林：一般需终身服药，一般100～200 mg/d。需注意每3个月左右要做一次抗凝血的化验检查。另外，还要配合调脂药物的应用，并随时注意临床症状的变化和药物反应，并及时和医师联系。

第二章　无症状性冠心病

无症状性冠心病即无临床症状，但客观检查有心肌缺血表现的冠心病，也称隐匿性冠心病。患者有冠状动脉粥样硬化，但病变程度较轻或有较好的侧支循环，或患者痛阈较高因而无疼痛症状。

一、无症状性冠心病的定义及分类

1. 定义

患者具有心肌缺血的客观证据，但并无心绞痛等有关症状的临床现象。

2. 分类

一型是造影或尸检证实有明显冠状动脉粥样硬化病变而无临床症状。

二型是心肌梗死后仍有心肌缺血表现但患者无胸痛。

三型是其心肌缺血的心电图见于无任何症状时，或在增加负荷时及在 24 小时动态心电图检测时发现，即无痛性心肌缺血。

二、发病机理

综合考虑与下列因素有关：

(1)心肌缺血程度和左心室功能状态。

(2)引起心绞痛的心脏神经系统障碍。广泛心肌梗死或弥漫性冠状动脉疾病可使心脏感觉神经末梢受损，影响对痛觉的敏感性。糖尿病患者常有自主神经障碍，其无痛性缺血发生率较高。

(3)痛阈改变。

此外，本病的发生与社会、心理、文化程度甚至个人修养和素质都有一定的关系。

三、临床表现及诊断

1.完全无症状。

2.具有冠状动脉疾病和(或)体征的患者有陈旧心肌梗死但无症状，或有轻度心绞痛甚或有近乎死亡的严重发作，却无明显的心绞痛。

四、临床意义

通常当心肌发生缺血时，患者即产生胸痛症状，这种现象可被看作是一种警报，患者应停止或减少活动并及时就医，从而保护心脏免受进一步的损害。无症状的冠状动脉阻塞患者其心肌缺血病变可在不知不觉中进行，直至一次致命性的发作。因此无症状心肌缺血对患者不利。

五、鉴别诊断

1. 自主神经功能失调

本病多发于有肾上腺素能β受体兴奋性增高者，此类患者心肌耗氧量增加，心电图可出现ST段压低和T波倒置等变化。患者多表现精神紧张和心率增快。服美托洛尔25 mg后2小时，心率减慢后做心电图检查可见ST段和T波恢复正常。

2. 其他

心肌炎、心肌病、心包病及其他心脏病、电解质紊乱、内分泌和药物作用等情况皆可引起心电图ST段和T波的改变，但根据各自的临床表现不难作出鉴别。

现已证实，很多心脏性猝死在生前都有无症状心肌缺血存在，如能及时识别并进行及时治疗，将对避免猝死的发生有很大帮助。

众所周知，心肌缺血是与心脏性死亡、心肌梗死、心律失常最直接有关的因素。因此，重要的是缺血而不是胸痛，临床医师必须充分认识无症状性心肌缺血现象的存在，认真识别这类患者，并给予对缺血的治疗，采用防治动脉硬化的各种措施。

第三章　不稳定型心绞痛

不稳定型心绞痛（unstable angina，UA）又称梗死前心绞痛（preinfection angina）或急性冠状动脉机能不全（acute coronary insufficiency），是介于稳定性心绞痛和心肌梗死之间的一组临床心绞痛综合征。由于冠状动脉内径突然或进行性缩小致心肌缺血所引起，并常发展为致命的急性心肌梗死。

发病机理：不稳定心绞痛可由心肌供氧不足或需氧量增加引起，出现冠脉内氧饱和度降低，血压增高和（或）心率增快。其机理是由于动脉粥样硬化的进展、血小板聚集、血栓形成和冠状动脉痉挛所致。

一、临床表现

1. 症状

胸痛或胸闷的性质类似稳定型心绞痛，但胸痛等症状更为剧烈，持续时间更长，可达 30 分钟以上。含化硝酸甘油或卧床休息仅出现短暂或不完全性的缓解。

2. 体征

心尖部可闻及第三和(或)第四心音。左心衰竭时可见心尖部抬举性波动，也可闻及二尖瓣收缩期反流性杂音。

3. 实验室检查

(1)心电图：常规心电图可出现 ST 段压低或升高和(或)T 波倒置。常呈一过性，随心绞痛缓解而完全或部分消失。若 ST-T 改变持续 6～12 小时，则提示非 Q 波性心肌梗死。心电图的变化与早期冠状动脉血流降低有关，故在心绞痛或胸部不适发作之前即有较明显的变化。

(2)实验室检查：心肌酶检查无异常，可有血胆固醇升高。

(3)动态心电图：连续 24 小时以上的心电图检测常见到绝大部分患者有无症状性心肌缺血的心电图改变。动态心电图较常规心电图更为敏感。此种心电图变化反映心肌灌注降低和心功能异常，不仅有助于检出心肌缺血的动态变化，也可用于常规抗心绞痛药物治疗的评估和是否进行血管重建术的参考指标。

(4)运动(负荷)试验：适用于症状已稳定或消失的患者。常用于判断不稳定心绞痛的预后。运动试验出现缺血型 ST-T 改变，心率-血压乘积降低并伴有胸痛症状者，则致命性心肌缺血发作和死亡的发生率高。

(5)超声心动图：可见短暂性室壁运动异常，若呈持久性者则提示预后不良。

(6)放射性核素心肌显像：可确定心肌缺血部位，也可显示心肌处于血流低灌注状态。

(7)冠状动脉造影：冠状动脉造影是为了明确病变情况及指导治疗。不稳定心绞痛患者具有以下情况时应视为冠状动脉造影的强适应证:①近期内心绞痛反复发作,胸痛持续时间较长,药物效果不满意。②原有劳累型心绞痛近期内突然出现休息时疼痛频繁发作。③近期活动耐量明显降低。④梗死后心绞痛。⑤原有陈旧性心肌梗死,近期出现非梗死区缺血引起的劳力型心绞痛。⑥严重心律失常,LVEF低于40%或充血性心力衰竭。

多数患者显示有两支或以上的冠状动脉病变。其中约半数为三支冠状动脉病变,而最常首先累及的血管是左前降支。个别患者冠状动脉造影正常,其心绞痛发作多为冠状动脉痉挛。造影中发现冠状动脉病变严重,斑块破裂或血栓溶解现象,常见于偏心型狭窄,狭窄的血管段的内腔面不规整或呈扇形或角状突起,皆系病变进展的形态学特征。左心室造影可见急性缺血时局部室壁运动失调。射血分数、左心室每搏量降低、左心室收缩和舒张末容积及充盈压升高。

冠状动脉内窥镜检查提示阻塞性病变性质多为复合型斑块和(或)血栓形成。

二、诊断

1. 发生心绞痛的性质较前改变,疼痛发作频繁,程度严重且持续时间延长。

2. 出现休息时心绞痛发作。

3. 轻微体力活动亦可诱发心绞痛。

有此三项中的一项或一项以上,并伴有心电图明显的ST-T改变,且心肌酶无异常者即可诊断。如果既往有稳定型心绞痛、心肌梗死、冠状动脉造影异常和运动试验阳性等病史,即便心电图无ST-T改变,但具有不稳定心绞痛症状,也可确立诊断。

继发于贫血、感染、发热、低血压、低血氧、心动过速和甲状腺功能亢进者的心绞痛，称为继发性不稳定心绞痛，心绞痛发生于心肌梗死后2周内者，称之为梗死后不稳定心绞痛。

患者病情严重性的判断主要依据心脏病史、体征和心电图，特别是发作时的心电图。病史中的关键是近1个月来的心绞痛发作频次，尤其是近一周的发作情况。其内容包括：①发作持续时间、严重性及加重情况。②活动耐量降低程度。③近期是否在原劳力型心绞痛基础上出现静息心绞痛。根据心绞痛发作情况，发作时心电图ST段压低程度以及发作时患者的体征变化，可将不稳定心绞痛按危险程度分为低危、中危、高危组。分组程度可作为决定是否行介入治疗的根据。

三、鉴别诊断

不稳定心绞痛包括初发性心绞痛、恶化性心绞痛、自发性心绞痛、变异性心绞痛及混合型心绞痛，其共同特点是心绞痛发作不稳定。尤其需要鉴别的是急性心肌梗死，后者的疼痛性质更为严重，心电图有梗死图形及特殊的心肌酶学改变可资鉴别。

四、治疗

不稳定心绞痛患者均应住院卧床休息，在密切监护下进行积极的内科治疗，尽快控制症状和防止发生心肌梗死。急性期卧床休息1～3天，吸氧、持续心电监测。对低危险组患者留观察期间，未再发生心绞痛，心电图也无缺血改变，无左心衰证据及无CK-MB升高，肌钙蛋白T或I正常，可留院观察24～48小时后出院。对中危或高危的患者特别是肌钙蛋白T或I升高者，住院时间要延长，治疗亦应强化。

(一)药物治疗

1.硝酸酯类药物

效果不如稳定型心绞痛，可部分缓解疼痛和预防疼痛发作，也可改善左心功能。硝酸甘油静脉连续滴注 24 小时，可控制症状或降低心绞痛发作频率。常使用的静脉滴注药物有硝酸异山梨酯注射液(异舒吉)及另一硝酸异山梨醇酯注射液(爱倍)；单硝酸异山梨酯注射液(欣康)等。

2.β受体阻滞剂

由于不稳定心绞痛发作后心率增快和血压增高而加重心肌缺血，故多主张使用β受体阻滞剂治疗。对过去未使用过β受体阻滞剂的患者效果更佳。β受体阻滞剂可缓解症状，降低心肌梗死的发生率和死亡率。β受体阻滞剂的剂量应以静息心率而定，以维持静息心率 50～60 次/分为宜。

3.钙通道拮抗剂

服用此类药物是以控制心肌缺血的发作为主要目的，硝苯地平对缓解冠状动脉痉挛有独到的效果，特适用于变异性心绞痛，单独使用效果欠佳，与β受体阻滞剂联用，则可缓解心绞痛并降低心肌梗死的发生率和死亡率。该类药物不利方面是加重左心功能不全，造成低血压和心率加快，使用时，应注意左心功能情况。

4.抗凝和抗血小板药物

(1)阿司匹林：急性期应用剂量为 150～300 mg/d，可达到快速抑制血小板聚集的作用，3 天后可改为小剂量 50～150 mg/d 维持治疗。对阿司匹林禁忌者或存在过敏反应者，可采用噻氯匹定或氯吡格雷替代治疗。使用中应注意经常检查血象，一旦出现白细胞或血小板明显降低则立即停药。长期服用阿司匹林可降低不稳定心绞痛的心肌梗死发生率和死亡率。

(2)肝素：静脉肝素治疗一般用于中危和高危组患者。常先静注 5000 U 肝素，然后以 1000 U/d 加入 5%葡萄糖液 500 mL 中缓慢滴注。调整肝素剂量使激活的部分凝血酶时间（APTT）延长至对照组的 1.5～2 倍。静脉肝素治疗以 2～5 天为宜，后可改为皮下肝素注射 7500U，12 小时一次，再治疗 1～2 天。

(3)低分子肝素在降低不稳定心绞痛心脏事件方面有更好的疗效，不需血凝监测、停药无反跳、使用方便。使用阿司匹林与低分子肝素合用效果更佳。

(4)其他药物：低分子肝素钙注射液（苏碧林）；低分子肝素钠注射液（法安明）；低分子肝素钠注射液（齐征）；前列地尔（前列腺素 E1）（凯时）、佛尔舒等。

5. 溶栓治疗

在药物治疗无效或心绞痛发作频繁和加重时，可考虑静脉内或冠状动脉内溶栓治疗。国际大样本研究溶栓治疗认为有可能增加 AMI 的倾向，故临床使用还有待进一步研究。

常用药物：注射用重组人组织纤维蛋白溶酶原激活剂（艾通立）；注射用纤溶酶（赛百）；注射用尿激酶（洛欣）；凝血酶等。

（二）介入性治疗

在高危险组患者有以下情况，则应考虑紧急介入治疗或 CABG：①虽经内科加强治疗，心绞痛仍反复发作。②心绞痛发作时间明显延长超过 1 小时。③心绞痛发作时伴有血流动力学不稳定，如低血压、急性左心功能不全、严重心律失常等。紧急介入治疗的目的是迅速开通“罪犯”病变的血管，恢复远端血流。对于多支病变的患者，可以不必一次完成全部的血管重建，如果冠状动脉造影显示患者为左冠状动脉主干病变或弥漫性狭窄不适宜介入治疗时，应选择急诊CABG。除以上少数不稳定心绞痛患者外，大多数患者的介入治疗宜放在病情稳定至少48小时后进行。

(1)冠状动脉内支架植入术(同稳定性心绞痛冠脉内支架植入术)。

(2)主动脉内球囊反搏术：可稳定心绞痛，改善症状和心脏功能，可为患者做冠脉内支架和外科手术等治疗的有效的、争取时间的辅助治疗办法。

(三)外科治疗

对左冠状动脉主支病变、冠状动脉多支病变、不稳定心绞痛伴有左心室功能不全及不能行冠脉内支架治疗的患者，可行冠状动脉旁路移植手术。若术前采用主动脉内球囊反搏术控制心绞痛和左心功能不全，则能提高手术的成功率和降低因术后低心排血量引起的死亡率。

五、预后

不稳定心绞痛常继发急性心肌梗死。持续性心绞痛并伴有冠状动脉腔内血栓形成的老年患者、左心衰竭和冠状动脉多支病变者，多提示预后不良。运动试验出现心绞痛或心电图ST段压低明显缺血性下移或心率-血压乘积降低者，其心肌梗死、复发性不稳定心绞痛的发生率和死亡率均较高。大约30%的不稳定心绞痛患者在发病3个月内发生心肌梗死，猝死者少见，近期死亡率低于心肌梗死。但是不稳定心绞痛的远期死亡率高于ST段抬高型心肌梗死。

六、不稳定心绞痛出院后的治疗

(1)定期门诊随诊。

(2)出院后继续服用阿司匹林、β受体阻滞剂和扩张冠状动脉的药物,不宜突然停药或减药。作为预防用药,阿司匹林宜用小量,每日 50～150 mg 即可。降低胆固醇的治疗即血清胆固醇高于 4.68 mmol/L(180 mg/dL)或低密度脂蛋白胆固醇高于 2.60 mmol/L(100 mg/dL)时,均应服用他汀类降胆固醇类药物。若血三酰甘油高于 2.26 mmol/L(200 mg/dL)也需服用降低三酰甘油的药物。

第四章　变异性心绞痛

变异性心绞痛(variant angina pectoris)系指心绞痛在安静时发作,与劳累和精神紧张等无关,亦不因卧床休息而缓解,并伴有心电图ST段抬高的特殊类型。该型发作较严重,可发展为急性心肌梗死,并可导致室性心动过速、心室颤动等严重心律失常及猝死。

一、发病机理

变异性心绞痛主要由冠状动脉痉挛所致,发病机理是冠状动脉血管腔出现短暂、急剧的缩小。其发生与心肌需氧量增加无关,累及的血管既可以是病变的冠状动脉,亦可以是正常的冠状动脉。硝酸甘油制剂可使痉挛缓解。痉挛多系单部位灶性。其发生的有关机制是:

(1)冠状动脉敏感性增高。

(2)冠状动脉痉挛的部位常位于动脉粥样硬化斑块附近,提示由于斑块的进展和其引起的刺激作用影响到冠脉的收缩性而引起冠脉痉挛。

(3)冠脉内皮损害,刺激血管平滑肌对收缩的反应增强,诱发冠脉痉挛。

(4)血液电解质浓度的变化如镁离子的降低也可诱发冠脉痉挛。

(5)迷走神经张力增高也有利于痉挛发作,如发作多在休息、睡眠时发生。

二、临床表现

1. 症状与体征

发病者相对年轻,心绞痛发作多在休息时为其特点,偶可发生于体力活动期间或以后。胸痛剧烈,持续时间可达 10～30 分钟,并可伴有严重的心律失常或晕厥,多在午夜至清晨时间发生。严重冠脉狭窄且吸烟者,变异型心绞痛发生率较高。因吸烟影响血管的舒缩功能。

多数患者发作时血压升高,也可出现左心衰竭体征如心尖部第三、第四心音和收缩期杂音。

2. 检查

(1)心电图特征为发作时相应导联 ST 段抬高,对应导联则呈 ST 段降低。某些患者 ST 段抬高与降低并伴 T 波直立与倒置交替出现,系缺血性传导延迟所致,可发展为致命性的心律失常,常提示预后不良。

ST 段抬高可见于任一部位导联,但若下壁与前壁相应导联同时出现 ST 段抬高,说明心肌存在广泛性缺血,易发生猝死。

变异性心绞痛发作期间,亦可出现短暂的室内传导阻滞、室性早搏、室性心动过速甚至心室颤动的严重心律失常。发作时间长者可出现短暂的病理性Q波，系心肌细胞受损的缘故。

(2)心肌酶学无异常

(3)超声心动图和运动心电图多无特殊表现。

(4)冠状动脉造影：约 2/3 的冠状动脉主支存在严重的动脉粥样硬化性阻塞性病变，而痉挛多发生在阻塞性病变 1 cm 以内或其附近。其余 1/3 疼痛发作时出现冠状动脉痉挛。痉挛可出现在一支冠状动脉，也可出现在多支冠状动脉，常见的部位是右冠状动脉。

三、诊断与鉴别诊断

根据无明显诱因，发作剧烈且持续时间较长，常在休息时发作或呈周期性胸痛及心电图 ST 段抬高和 T 波高尖，即可诊断为变异性心绞痛。

特别注意的是心绞痛应与急性心肌梗死鉴别，后者除心电图 ST 段抬高外，常有心肌酶学、血流动力学的变化，冠状动脉造影显示相应部位冠状动脉完全阻塞等。

四、治疗

(一)药物治疗

1. 硝酸酯类药物

硝酸酯类可迅速缓解变异性心绞痛。机制是对痉挛的冠状动脉的直接扩张作用，这与硝酸酯类药物降低慢性稳定型心绞痛的心肌需氧量从而缓解心绞痛的作用机制不同。发作时可用硝酸甘油 0.5 mg 舌下含服或 1 mg 缓慢静脉滴注。其他硝酸酯类药物如硝酸异山梨醇酯注射液(异舒吉、爱倍)；单硝酸异山梨醇酯注射液(欣康)及单硝酸异山梨醇酯缓释片等可口服预防发作。

2. β受体阻滞剂

对于冠状动脉存在粥样硬化病变且冠状动脉痉挛系由需氧量增加引起者,可使用β受体阻滞剂。除此之外,使用β受体阻滞剂应慎重。因为β受体阻滞剂尤其是非选择性作用的药物如普萘洛尔等,可阻滞β_2受体,使α受体活性相应增加而诱发变异性心绞痛,如于心绞痛发作时使用则可使心绞痛发作时间延长。

3. 钙通道阻滞剂

对预防冠状动脉痉挛极为有效。常用药物有硝苯地平(心痛定);硝苯地平控释片(拜心同);氨氯地平片(络活喜);硝苯地平缓释片(尼福达);非洛地平缓释片(波依定)等。阿司匹林由于可抑制冠状动脉扩张的前列腺素I_2的生物合成,大剂量使用可加重变异性心绞痛的心肌缺血。故应慎重使用。

(二)冠状动脉血运重建术

对合并冠状动脉粥样硬化阻塞性病变者,主要冠状动脉单支近端病变,且无钙化,可采用冠脉内支架术,术前宜服用钙离子拮抗剂6个月以上。主要冠状动脉多支病变者,可进行冠脉旁路移植术,术前服用钙离子拮抗剂以预防术中出现冠状动脉痉挛。

五、预后

变异性心绞痛最初发作6个月内,常并发心绞痛和心脏事件。心绞痛伴心电图ST段明显抬高或严重心律失常如室性心动过速、心室颤动和高度房室传导阻滞者,示冠状动脉严重阻塞,急性心肌梗死和猝死的发生率高。长期服用钙离子拮抗剂可提高长期存活率。

第五章　急性冠脉综合征

急性冠脉综合征(ACS)系一组由于冠状动脉硬化、斑块破裂、血栓形成或血管痉挛所致的急性或亚急性心肌缺血及不稳定心绞痛和非ST段抬高心肌梗死危险性相关的冠心病。临床常见,治疗复杂,预后较差。近年来的流行病学研究表明,与ST段抬高心肌梗死相比较,由于人群危险因素分布的变化、预防药物的应用以及肌钙蛋白等血清生化标志物测定方法的改进,使急性冠脉综合征(ACS)的检出率增高。由于影像学技术和生物标志物测定的进展对急性冠脉综合征的发病机制和病理生理过程的认识有了很大的提高,而对患者的临床和预后都有重要的意义。

一、急性冠脉综合征(ACS)的分类

1. ST段抬高的ACS

通常发生于富含红细胞和纤维蛋白的红血栓所致的完全性冠脉闭塞情况下的心肌梗死。

2. 非 ST 段抬高的 ACS

ST 段不抬高的心肌梗死，心肌酶 CK-MB 多高于正常上限的两倍。在不稳定心绞痛时，心肌酶 CK-MB 常低于正常标准。

二、急性冠脉综合征的病理特征

冠状动脉粥样斑块破裂，血小板凝血因子被激活聚集，炎症过程和血栓形成，斑块破裂导致病变远端血管完全性或非完全性闭塞，发生心肌缺血或原有心肌缺血恶化或发生心肌梗死，产生严重的心脏事件。但也有少部分 ACS 患者（约 20%）无明显的狭窄性“罪犯”病变，可能与内皮功能异常引起的冠状动脉痉挛有关。①斑块破裂：在 60%～80% 的冠心病猝死患者尸体解剖时，都发现有容易破裂的粥样斑块。在破裂过程中，内皮功能障碍可引起冠状动脉痉挛，并参与炎症和破裂过程，以及血压变化产生的应激和纤维帽的结构改变，也促使斑块的破裂。②斑块侵蚀：为内皮磨损而无斑块破裂，多见于女性、年轻、吸烟者。③斑块钙化：约 5% 的冠状动脉血栓形成与斑块钙化有关。

三、易损斑块的早期检出

1. 影像学技术

最常用的方法是冠状动脉造影和磁共振（MRI）检查。冠状动脉造影可测量冠脉内径及狭窄程度，估计管壁钙化和血栓形成的存在和病变形态。磁共振（MRI）通过造影剂增强显影能提高其分辨率，检出斑块的生物理化特点，包括钙化、纤维组织、脂核及血栓等。

2.血清生化标志物

无ST段抬高的ACS时，反映患者心肌细胞炎症或坏死的血清生化标志物的心肌酶增高。例如：非Q波心肌梗死患者CK-MB增高及其他炎症反应指标如白细胞计数增高。近年的研究表明C反应蛋白水平能间接反映冠状动脉斑块稳定性，也是冠心病患者发生心脏事件的独立预测因素。

近期临床研究发现TnT和TnI是判断微小心肌损害的特异性指标（尤其是TnI）。急性冠脉综合征患者即使肌钙蛋白轻度增高，也提示预后不佳。CRP是一种反映炎症反应的非特异性指标，其吸引冠状动脉斑块中的补体，而在动脉粥样硬化形成和发展中具有一定的作用。脑钠肽（BNP）也是预测冠脉综合征患者死亡的独立因素，血浆BNP水平增高反映室壁应力增加和冠状动脉硬化病变严重。

据报道，入院时血清尿酸浓度超标和肾功能不全以及糖尿病的高血糖、低血糖等均使全因死亡率增高。

四、ST段抬高心肌梗死之心电图演变

心电图的进展过程：

(1)超前期：出现T波高尖（仅较短时间）。

(2)急性期：ST段升高并出现Q波（几小时到2天）。

(3)亚急性期：ST段持续升高（几天到2星期）然后下降到基线和（或）T波变平坦或倒置（几个星期或数月）。

(4)慢性期：对称的倒置T波（在几个月内）。

五、急性冠脉综合征的综合治疗

（一）抗血栓治疗

1. 抗血栓治疗的原则

抗血栓治疗的原则：①防止高危患者血栓形成。②治疗已经存在的血栓。③防止血栓延伸。④防止栓塞。

2. 血栓形成与血管的关系

（1）动脉：管腔窄，压力高，血流速度快，剪切应力高，血小板易聚集，易形成血小板血栓。

（2）静脉：管腔大，压力低，血流速度慢，剪切应力小，血小板不易聚集，易于接触激活，启动内源性凝血系统形成的血栓血小板成分少。

3. 抗栓药物的应用

（1）抗血小板药物：

①环氧化酶抑制剂：通过抑制环氧化酶发挥抗血小板聚集作用。

②阿司匹林：阿司匹林可使 ACS 患者的心梗发生率和死亡率明显减少。ACS 患者以 150～300 mg/d 口服，3～7 天后 150 mg/d维持。一级和二级预防者以 75～150 mg/d 长期服用。

禁忌证：高敏或不能耐受（如哮喘）、血友病、严重未控制的高血压、活动性或新近发生的潜在可能危及生命的出血（如视网膜、胃肠道和泌尿生殖系统出血）。

（2）ADP 受体拮抗剂——氯吡格雷（波立维）：拮抗血小板表面的 ADP 受体而抑制其他激活剂引起的血小板聚集，而不影响环氧化酶的活性。其抗血小板作用强而持久，通常在停药后仍继续起作用7～10天。由于能抑制内切应能力引起的血小板聚集，对已形成的血小板血栓能产生去聚集作用。

ADP受体拮抗剂与其他抗血小板药物的不同：①通过其代谢产物起作用，起效快，6小时即达高峰。②其不良反应较抵克力得轻，骨髓毒性作用发生率低。③耐受性好，没有阿司匹林的胃肠道副作用。④可用于阿司匹林禁忌的或不能耐受阿司匹林的替代疗法。⑤对于高危ACS或行PCI术后的患者可与阿司匹林合用。⑥首剂300 mg，以后75 mg/d。疗程9～12个月。

氯吡格雷对ACS近期和远期都有效，对高危、低危都有效，对介入和非介入也都会获益。单用氯比格雷好于单用阿司匹林。不增加负荷量，获益的同时，不增加风险。

4. ST段抬高的ACS抗栓治疗的目的

(1)加速溶栓开通的速率。

(2)提高溶栓开通的比例。

(3)降低紧急介入干预的早期心脏事件。

(4)维持冠状动脉的通顺。

(5)二级预防。

5. ST段不抬高的ACS抗栓治疗的目的

(1)抑制新的血栓形成和血栓的扩展，防止血管狭窄进一步发展和导致心肌缺血加重。

(2)防止或减少闭塞性血栓的形成，防止心肌梗死及介入干预的心脏事件。

(3)使斑块破裂处病变钙化、稳定。

(4)配合介入干预，减少并发症。

6. 急性冠状动脉综合征抗血栓治疗的建议

(1)应当迅速开始抗血小板治疗，尽快给予阿司匹林，并持续给药。

(2)对阿司匹林过敏或不能耐受阿司匹林的住院患者，宜使用氯吡格雷。

(3)对早期非介入治疗的住院患者，在服用阿司匹林基础上尽快加入氯吡格雷至少 1 个月，并持续 9 个月。

(4)对计划行 PCI 治疗而无出血危险者应给予氯吡格雷 1 个月，并持续 9 个月。

(5)正在服用氯吡格雷的患者，若准备行冠脉搭桥术(CABG)时，术前须停用氯吡格雷 5～7 天。

(6)使用阿司匹林或氯吡格雷抗血小板治疗外，也可考虑使用普通肝素或在 PCI 术前或术中使用 GP$Ⅱ_b$/$Ⅲ_a$ 受体拮抗剂。

(二)抗凝治疗

1. 抗凝(血酶)药物

(1)间接凝血酶抑制剂：主要是肝素类，如肝素、低分子肝素(包括 LMWHS)。

1)普通肝素：是最常用的抗凝剂，通过激活抗凝血酶而发挥抗栓作用。静脉给药迅速产生抗栓作用，但个体差异较大。应用时须检测 APTT，一般将 APTT 延长至 50～70 秒。剂量 800～1000 U/h。停用肝素后出现反跳现象是普通肝素的缺陷之一。通常应用 3～7 日。

2)低分子肝素(LMWH)：其药效较易控制，不需监测 APTT，易用于院外患者。疗效可靠，使用方便，可皮下或静脉给药。与阿司匹林合用较单用阿司匹林更有效，现已成为 ACS

抗凝的首选药物。

低分子肝素的优点：生物利用度高，可达90%以上，半衰期可延长3～4小时，皮下用药效果好，抗凝活性可预测，无须监测，血小板减少症的发生率下降，节省费用30%～60%。对房颤合并血栓紧急患者的抗凝，静脉血栓栓塞的治疗及PCI术中及急性缺血性脑卒中都有较好的效果。

低分子肝素与PCI：①PCI术前应该常规使用LMWH。②术前应用LMWH，末次应用已8小时以上，术中应用LMWH是安全的。③术前应用LMWH 48小时以上，最后一次应用在PCI术前8小时内，术中可不再使用LMWH。④必要时，术中可以LMWH代替普通肝素。⑤手术结束拔管前，不宜使用LMWH。⑥介入干预后，可视患者情况决定是否使用LMWH。

急性心肌梗死（AMI）时使用低分子肝素的作用：①提高闭塞冠脉的开通率和速率。②防止已开通的冠脉再闭塞和再梗死。③防止左室附壁血栓形成。④防止深静脉血栓形成。

（2）直接凝血酶抑制剂：水蛭素及其衍生物。

（3）口服抗凝药：华法林。

2. 抗血小板药

（1）环氧化酶抑制剂：阿司匹林、抵克里得、氯吡格雷。

（2）血小板膜糖蛋白$Ⅱ_b/Ⅲ_a$受体拮抗剂。

（三）他汀类药物

急性冠脉综合征患者入院早期应用他汀类药物有助于减低复发性心肌缺血事件。LDL高于100 mg/dL的患者应接受他汀类药物治疗。有资料表明，长期辛伐他汀（舒降之）40 mg/d治疗，不管其基础LDL水平如何，均可受益。冠状动脉介入治疗后长期氟伐他汀治疗，使心脏事件发生率降低，并且疗效在多支血管病变、糖尿病和 ACS 患者更为显著。

长期的医学科研证明，急性冠脉综合征随机接受早期他汀治疗使平均 LDL 胆固醇水平显著降低（低于 70 mg/dL），使得冠心病心肌梗死动脉粥样硬化发展延缓、斑块容积降低和死亡率明显下降。

六、冠脉综合征的一般治疗

1. 硝酸酯类

发作性心绞痛可通过舌下含服给药如硝酸甘油等缓解。持续性或反复发作患者宜静脉给药，据病情和血压调整剂量。常用药如硝酸甘油注射液、硝酸异山梨醇注射液、单硝酸异山梨酯注射液等。

2. ACEI（血管紧张素转化酶抑制剂）

CAEI 能扩张血管，抑制 RAS 系统，改善心室重构及心功能，降低心梗死亡率和再梗率，是目前治疗 ACS 和二级预防的重要措施之一。建议 ACS 患者尽早使用 ACEI 制剂，并宜从小剂量开始并长期应用。常用药物有卡托普利片、培哚普利片、盐酸贝那普利片、福辛普利片、西拉普利片、马来酸伊那普利片等。

3. 他汀类药物（见上述）

4. β 受体阻断剂

β 受体阻断剂能使心肌梗死早期死亡率降低 10%～15%。作为心绞痛的常规用药，可静脉或口服给药。无内在拟交感活性的 β 受体阻滞剂如美托洛尔、阿替洛尔等，须注意不良反应和禁忌证。

5. 钙拮抗剂

患者对硝酸酯类和β受体阻滞剂不能耐受或疗效不佳时可选用钙拮抗剂。也可在硝酸酯和β受体阻滞剂基础上加用钙拮抗剂。对心功能不全者须使用钙拮抗剂时，可加用氨氯地平。

6. 急性ACS的治疗建议

急性ACS的早期宜先保守治疗为主。早期干预治疗术(PCI)仅用于经强化治疗仍有心肌缺血发作，运动试验阳性、EF低于40%者。但在中高危患者宜早期行PCI术为宜。

对非ST段抬高的低危患者不宜行PCI术。

7. ST段抬高的ACS

开通已经闭塞的冠状动脉。行溶栓或直接PTCA加支架术，避免形成Q波。

8. ST段不抬高的ASC

避免冠状动脉闭塞，避免形成ST段抬高的心肌梗死，不宜溶栓，可行抗栓加抗缺血加PCI术。

9. ST段抬高ACS的二级预防

(1)服用阿司匹林、ACEI类药物。

(2)血压控制使用β受体阻滞剂。

(3)控制胆固醇、戒烟。

(4)控制糖尿病。

(5)适当运动。

七、二级预防

冠脉综合征患者应进行调脂治疗，使LDL-C小于2.6 mmol/L(尽量小于1.8 mmol/L)。经数年的临床观察发现，每年约7%的患者出现新的冠状动脉病变。而且新发生的斑块病变与原冠状动脉病变血管支数相关。鉴于冠脉综合征的发病机制，控制冠心病易患因素，稳定动脉粥样斑块，防止血栓形成是二级预防的关键。

冠脉综合征的患者必须戒烟、控制血压、血糖和胆固醇。降低血小板聚集药物如阿司匹林、噻氯吡啶须长期服用。他汀类降脂药物可使动脉粥样硬化斑块缩小或消失或使不稳定斑块变成稳定斑块。总之，对ACS的规范治疗是极其重要的。

第六章　心力衰竭和心律失常型冠状动脉硬化性心脏病

心力衰竭和心律失常型冠心病是指长期心肌缺血而致心肌纤维化或硬化，或心肌梗死后心肌缺血区由纤维疤痕代替，临床以心力衰竭和(或)心律失常为主的慢性冠心病。

病因：①心肌数量减少，多在广泛心肌梗死后，缺血坏死的心肌由纤维瘢痕组织代替，造成心肌数量减少。使心肌不能保持正常的收缩功能，而处于“冬眠”状态，故亦称之为“冬眠心肌”(hibernating myocardium)。②心脏乳头肌功能不全。③左心室室壁瘤。

一、临床表现

1. 病史

患者多有心肌梗死和长期心绞痛发作历史，逐渐出现心力衰竭和心律失常。

2. 心脏增大

3. 心力衰竭

4. 心律失常

以室性心律失常多见，高危性早搏（频发多源，成对或成阵出现，RonT 类型的早搏）。

5. 左心室室壁瘤

患者多有透壁性心肌梗死病史及心力衰竭的症状，可出现心绞痛和严重心律失常。其室壁瘤附壁血栓脱落可引起体循环栓塞。心电图显示 ST 段持久性抬高。胸部 X 线可见左心室局部膨出。超声心动图可见左心室壁局部膨胀，呈矛盾性收缩运动。个别患者发生瘤壁破裂致死。

6. 二尖瓣反流综合征

乳头肌缺血或纤维化致乳头肌功能不全，引起二尖瓣关闭不全，出现心力衰竭或肺水肿，出现心尖部粗糙的收缩早期杂音。超声心动图示二尖瓣呈链枷样改变。多普勒超声可显示二尖瓣反流的程度。

二、诊断与鉴别诊断

临床上有心脏扩大，心力衰竭和（或）心律失常。伴有 ST 段压低、T 波低平或倒置等冠状动脉供血不足和动脉硬化的证据，并能除外其他器质性心脏病，方可考虑此诊断。如有室壁瘤的存在，则对诊断有很大帮助。确诊靠选择性冠状动脉造影。

扩张性心肌病、心肌炎、内分泌性心脏病等易与本病混淆，应注意鉴别。

三、治疗

一般治疗主要是动脉粥样硬化基本病变的治疗。改善冠状动脉供血，使用药物，必要时可行冠脉内支架和冠状动脉旁路移植术。但术前应行左心室造影，以评估左心室功能和血流动力学状态。

有心力衰竭者，宜选用洋地黄类药物如毛花苷C、毒毛花苷和地高辛等作用和排泄快速的药物，并可与快速利尿剂如呋塞米和血管扩张剂合用。

有心律失常者，根据心律失常的类型选择相应的药物和方法控制心律失常。室壁瘤合并心力衰竭、心绞痛、严重心律失常和动脉栓塞者，可进行室壁瘤切除术。

预后有严重心力衰竭和心律失常或合并肾衰竭和肺功能不全者，预后不良。

第七章　冠心病相关之疾病

第一节　影响冠心病的疾病之一：高血压

我国人群高血压患病率仍呈增长态势，每 10 个人中就有 2 人患高血压；估计目前全国至少 2 亿高血压患者。高血压是冠心病发病及死亡的主要危险因素，控制高血压可预防心血管疾病发病及死亡。高血压是一种“心血管综合征”。大量的医学研究证明，冠心病事件的风险与高血压呈连续、独立、直接的正相关关系。收缩压每升高 10 mmHg，致死性心肌梗死风险增加 31%。我国人群检测数据显示，心脑血管死亡占总死亡人数的 40%以上，其中高血压是首位危险因素。每年 300 万例心血管死亡病例中至少一半与高血压有关。

根据《中国高血压防治指南(2010 年修订版)》，高血压定义为：在未使用降压药物下，非同日 3 次测量血压，SBP 大于等于 140 mmHg和(或)DBP 大于等于 90 mmHg，为单纯收缩期高血压。患者既往有高血压史，目前正在使用降压药物，血压虽然低于 140/90 mmHg,也诊断为高血压。

高血压的治疗应根据心血管总体风险,决定治疗措施,关注对多种心血管危险因素的综合干预。高血压是一种“生活方式病”,认真改变不良生活方式,才有利于预防和控制高血压。

1. 降压治疗的目标水平

血压在 115/75 mmHg 至 180/115 mmHg 范围内的危险性呈持续上升趋势,每增加 20/10 mmHg,冠心病危险增加一倍。建议稳定性心绞痛、不稳定性心绞痛、非 ST 段抬高和 ST 段抬高心肌梗死的高血压患者目标血压水平一般可为稍高于 130/80 mmHg,但治疗宜个体化。如患者冠状动脉严重病变或年龄大于 65 岁,DBP 不宜太低,应在60~70 mmHg以上。须仔细评估各种反应。

2. 稳定性心绞痛伴高血压

(1)非药物治疗和危险因素处理:除控制血压外还应戒烟、控制血糖、有氧运动、调脂以及减肥。如无禁忌,可应用他汀类以及抗血小板药物阿司匹林,不能使用阿司匹林者应使用氯吡格雷。

(2)β 受体阻滞剂:是治疗稳定性冠心病的基本药物。可改善心绞痛症状。糖尿病患者使用时注意其有可能掩盖低血糖的肾上腺能兴奋的症状。

(3)有 β 受体阻滞剂使用的禁忌证时,可给予二氢吡啶类 CCB,如长效制剂氨氯地平、非洛地平、硝苯地平控释或缓释制剂或长效的非二氢吡啶类制剂如维拉帕米或地尔硫䓬。这些药物同样对高血压伴心绞痛有效。ACEI 或 ARB 也能改善此类患者的预后。β 受体阻滞剂和二氢吡啶类 CCB 合用可增加抗心绞痛的疗效。但与维拉帕米、地尔硫䓬合用能增加严重心动过缓或心脏传导阻滞的危险。

3. 不稳定心绞痛和非 ST 段抬高心肌梗死伴高血压

须综合治疗，如卧床休息，持续心电监护，氧疗、静脉给予硝酸酯类药物，应用吗啡以及 β 受体阻滞剂或其替代药物非二氢吡啶类CCB(如维拉帕米、地尔硫䓬)。注意 β 受体阻滞剂或非二氢吡啶类以及 CCB 均应在无禁忌、无低血压或无心力衰竭状况下应用。伴前壁心肌梗死、糖尿病、未控制的高血压或左室收缩功能障碍的患者应加用 ACEI 或 ARB。利尿剂对长期的血压控制，尤其患者伴容量超负荷时也有较好的效果。

4. ST 段抬高的心肌梗死伴高血压

其治疗与不稳定心绞痛或非 ST 段抬高心肌梗死相似，但使用溶栓及 PCI 和控制心律失常则更为重要。无低血压、心力衰竭、心源性休克者可立即应用 β 受体阻滞剂，建议口服给药，只有在患者严重高血压或心肌梗死后心绞痛，而且其他药物无效时，方考虑应用静脉短效的 β1 受体阻滞剂。急性期后的患者仍可继续服用 β 受体阻滞剂作为冠心病的二级预防。早期应用 ACEI 或 ARB 可显著降低发病率和死亡率，尤其适用于前壁心肌梗死伴持久高血压、左心功能障碍或糖尿病患者。CCB 一般不宜使用，除非患者有 β 他受体阻滞剂禁忌证或伴有严重的梗死后心绞痛、室上性心动过速等且其他药物未能控制者。

5. 血压控制治疗目标

冠心病患者应该控制血压以减少心血管事件的风险。冠心病合并高血压患者的降压治疗须个体化，血压应该降至低于 140/85 mmHg，为实现目标，大多数患者应使用降压药物。肾素-血管紧张素-醛固酮系统(RAAS)阻断剂,通过血管紧张素转化酶抑制剂(ACEI)或血管紧张素受体阻断剂(ARB),阻断RAAS系统,具有特殊的效果,对伴高血压的冠心病患者尤其对高心血管风险的冠心病患者,要避免两种RAAS阻断剂同时使用。ACEI和ARB联合使用,不增加效果,反可引起不良反应。当存在肾功能减退伴明显蛋白尿时,收缩压可低于130 mmHg。24小时动态血压评估后可睡前给予降压药。

高血压的主要治疗目标是最大限度地降低心血管并发症与死亡的危险,需要治疗所有可逆性心血管危险因素,靶器官损害及并存的各种疾病。在患者能耐受的情况下,逐步降压达标。一般高血压患者,应将血压降至140/90 mmHg以下;65岁以上老年人的SBP应控制在150 mmHg以下。对稳定性冠心病患者一般可将血压降至130/80 mmHg。

在高血压的治疗中,非药物治疗即生活方式干预,有着不能取代的非常重要的作用。去除不利于身体和心理健康的行为和习惯。不仅可以预防或延迟高血压的发生,还可以降低血压,提高降压药的疗效,从而降低心血管风险。具体内容为:减少钠盐摄入,控制体重,不吸烟,限制饮酒,适当体育活动和保持心理平衡等。

第二节　影响冠心病的疾病之二:糖尿病

中国糖尿病患者人群在迅速扩大,许多人处在糖尿病发病的过程中。糖尿病是冠心病发病的重要原因。

成年人所患的糖尿病主要是2型糖尿病,发病与不健康的生活方式密切相关，与非糖尿病的冠心病患者相比，糖尿病患者的发病率男性增加1～2倍，女性增加2～4倍，而其死亡率增高更明显。从糖尿病发病自然病程来看，血糖升高是糖尿病发病不同阶段的标志性指标，包括糖尿病前期和糖尿病期，而其发病绝不是单纯的高血糖，而是一种包含多种心血管疾病危险因素的复杂疾病，特别与冠心病的发生有密切关系。糖代谢异常可显著增加冠心病事件的危险性。在糖尿病前期(pre-diabetes)及糖尿病早期(early diabetes)更是如此，这一阶段的血糖水平可能只是轻度增高，但主要危害并不在血糖水平上，而是在心血管(组织)系统上的危害。由于糖尿病患者自主神经和末梢神经受损，痛觉不敏感，糖尿病患者较多出现无痛性心肌缺血或不典型心绞痛，其无痛性心肌梗死发生率也较高。糖尿病患者并发心肌梗死时，比非糖尿病患者病情更严重，发生心力衰竭、休克、室颤和猝死的机会更多。其原因为：一是糖尿病心肌梗死患者常有多支冠状动脉病变，且多严重；二是糖尿病患者发生心肌梗死症状常不典型，或出现无症状性心肌梗死，影响早期诊断；三是此类患者多半年龄较高，体质较弱。

对疑似糖尿病的冠心患者应做下列检查：

(1)危险评分问卷：问卷调查无须采血和实验室检测，简单、无创、价格低廉，一般为下列指标：年龄、性别、腰围或体质指数(BMI)、高血压、糖尿病家族史、体力活动等，对冠心病的筛查是十分必要的。

(2)空腹血糖(FPG)检测：受试者必须空腹12小时后于清晨6:00～8:00取血。对FPG大于等于7.0 mmol/L者可诊断为糖尿病，FPG低于7.0 mmol/L但高于6.1 mmol/L者则为空腹血糖受损(IFG),须进一步行口服葡萄糖耐量试验检查(OGTT)。

(3)随机血糖检测:患者存在典型糖尿病症状(多饮、多食、多尿、体重下降、皮肤瘙痒、视力模糊等急性代谢紊乱表现),随机血糖大于等于 11.1 mmol/L 即可诊断为糖尿病。若 FPG 正常但随机血糖大于等于 7.8 mmol/L,须行 OGTT 测验检查。

(4)糖化血红蛋白(HbA1c)检测:HbA1c 是血红蛋白与血糖结合的产物,与血糖浓度呈正比,能反映之前 2~3 个月中的平均血糖浓度,是国际公认的糖尿病检测和疗效评估的“金标准”,其优势为检测方法简单、结果稳定可靠,是一种敏感、有效的筛查措施。对 HbA1c 大于等于 5.7%的患者,须进一步做 OGTT 试验。

(5)葡萄糖耐量(OGTT)试验:OGTT 试验是检测人体血糖调节功能的可靠方法,广泛用于糖尿病和糖尿病前期的诊断。OGTT 能够将正常血糖、糖尿病前期、糖尿病期清楚地区别开来。建议因冠心病住院的患者常规进行 OGTT 检查。若问卷评分提示糖尿病风险增高,FPG 及 HbA1 不正常,则必须进行 OGTT 试验检查,以便明确糖代谢状况。

据统计,冠心病中的急性冠脉综合征患者可有 60%~80%合并糖耐量异常。而糖尿病患者 80%死于冠心病。2007 年美国心脏学院甚至发出了“糖尿病就是心血管病”的呼声。糖尿病导致斑块进展、不稳定血栓形成,已被公认是经皮冠状动脉介入治疗(PCI)术后再狭窄的独立预测因子,因而冠状动脉旁路移植术(CABG)一度被视为多支血管病变合并糖尿病患者的首选血运重建方式,虽然对于合并冠心病特别是多支冠脉病变的糖尿病患者选择介入或外科手术血运重建治疗方式,至今依旧存在争论。尽管如此，糖尿病是冠心病的独立危险因素，对冠心病患者的预后有重要影响，即使主要血管病变已经成功地进行了血运重建，血糖管理依然是非常重要的。

循证医学证实，血运重建对于缓解冠脉严重狭窄的心肌缺血症状是有效的，但由于糖尿病患者冠脉病变弥漫常累及分支血管和末梢血管，且心肌微循环也受到损害，而PCI仅对影响冠脉血流的主要病变进行治疗而对其余病变是不能起作用的，因而，糖尿病是PCI术后心脏事件最重要的独立预测因子。因此，对糖尿病合并冠心病患者PCI术后的血糖管理应给予特殊的关照。

高血糖是心血管重症患者预后不良的独立危险因素，而且呈普遍性。由于高血糖影响炎症反应、氧化应激、免疫应答和内皮细胞功能，已经临床证实合并糖尿病的急性心肌梗死患者中使用强化胰岛素治疗(intensive insulin therapy，IIT)有益。其对预后的改善作用也得到了一些大样本回顾性研究的支持，较传统治疗组病死率显著降低。

要防患于未然，在糖尿病前期，防治措施就应当跟上，特别是合并有冠心病的患者。病理学家指出，糖尿病与冠心病有共同的危险因素和发病基础——不良的生活方式引起的肥胖和胰岛素抵抗。因此，预防和干预糖尿病前期的危险因素如不良的生活方式、超重或肥胖、高热量饮食、有氧活动少、血脂异常、高血压等，同样是保护心血管系统、预防冠心病发生的重要措施。糖尿病已被称为“冠心病等危症”。所以，对于尚未发生冠心病的患者，处在糖尿病前期应该等同于冠心病前期。而糖尿病前期的干预目标就是遏制冠心病的发生。

冠心病的一级预防措施基本上都适用于糖尿病防治，应该首选非药物方式，也就是通过提高健康理念，健康的生活方式和健康行为有效预防、干预危险因素。多年的科学研究证实，长期的饮食控制、运动等生活方式的干预，可以有效减少糖尿病前期向 2 型糖尿病进展，也就是减少了冠心病事件的发生。

通过药物干预预防糖尿病的发生，并不是一个优先选择的方法。研究表明，目前还没有一种药物能够完全预防 2 型糖尿病的发生，或长期逆转糖尿病前期恢复到正常糖代谢水平。

总起来看，糖尿病是与“不健康生活方式”密切相关的疾病，是冠心病的“病因疾病”。防治冠心病同样需要站在防治糖尿病这样的高度，糖尿病的前期干预目标就是遏制冠心病的发生与危害。

第三节　冠心病相关疾病之三：血脂异常

一、概述

血脂异常在动脉硬化的发展过程中起着举足轻重的作用。大量的基础与临床研究结果证明，血脂异常与心血管疾病，尤其是与冠心病的发生和发展密切相关。其特点是受累动脉病变从内膜开始，先有脂质和复合糖类积聚，在动脉内膜积聚的脂质（此脂质呈黄色粥样，因此称为动脉粥样硬化）和纤维组织增生及钙质沉着，中层动脉的蜕变和钙化，最后出现出血或血栓形成而导致管腔闭塞或破裂，出现各种类型的冠心病以至于严重的心肌梗死或猝死。

血脂是血液中脂类物质的总称，主要成分有总胆固醇（TC）、三酰甘油（TG）、磷脂和游离脂肪酸等。通常所说的血脂是指血浆中的胆固醇和三酰甘油。血脂必须与载脂蛋白结合成脂蛋白才能输送到组织进行代谢。临床设定的血脂指标是总胆固醇（TC）、三酰甘油（TG）、低密度脂蛋白胆固醇（LDL-C）和高密度脂蛋白胆固醇（HDL-C）。这四项指标是目前临床上的血脂基本检测项目。血脂异常（常泛指为高脂血症）指血浆中 TC 和 TG 升高，也指 LDL-C 过高和 HDL-C 过低的血脂异常。

血脂异常使得过多的脂质沉积在血管内壁上，逐渐使动脉内膜增厚，表面形成小斑块，即动脉粥样硬化斑块。这些斑块增多、增大，使管腔狭窄，血管内血流变慢，而斑块破裂诱发血栓形成，导致血管堵塞，引起恶性心血管事件。此种情况发生在冠状动脉即为冠心病；发生在脑血管，则称为脑卒中。

冠心病的病理基础是各种动脉粥样硬化，而血脂异常又是其中最重要的因素。

总胆固醇和低密度胆固醇与冠心病呈正相关，而高密度脂蛋白胆固醇与冠心病呈负相关。沉积在动脉粥样硬化斑块上的脂质来源于血浆中的低密度脂蛋白。正常的内皮细胞有阻止动脉粥样硬化发展的作用，内皮功能受损后，巨噬细胞吞噬经过氧化的低密度脂蛋白胆固醇而形成泡沫细胞，聚集后发展成粥样硬化斑块。

高密度脂蛋白降低同样是冠心病的独立危险因素，研究发现：血浆高密度脂蛋白胆固醇每升高 0.03 mmol/L，冠心病危险性降低 2%～3%。

表 7-1 是我国于 1997 年制定的高脂血症的诊断标准。

表 7-1　　　我国于 1997 年制定的高脂血症的诊断标准

参数	血浆总胆固醇水平		血浆三酰甘油	
	mmol/L	mg/dL	mmol/L	mg/dL
正常范围	<5.20	<200	<1.71	<150
边缘升高	5.23～5.69	201～219	—	—
升高	>5.72	>220	>1.70	>150
低 HDL-C 血症	<0.91	<35	—	—

(方圻等,《血脂异常防治建议》,载《中华心血管病杂志》1997 年第 3 期。)

二、高脂血症的简易分型

高脂血症可分为高胆固醇(TC)血症、高三酰甘油(TG)血症和混合型高脂血症(TC、TG)。

由于动脉粥样硬化的发生和发展需要相当长的时间,大多数高脂血症患者并无任何症状和异常体征,只是在进行血液生化检查时发现。许多高脂血症具有家族聚集性,有明显的遗传倾向,这些高脂血症统称为家族性高脂血症。

胆固醇是冠心病发病的最重要危险因素,早期的动物实验表明,给兔喂饲高胆固醇食物可在短时间内诱发动脉粥样硬化,并引起心肌缺血和心肌梗死。临床上也观察到,重度胆固醇浓度升高的患者在青少年时期就出现严重的冠状动脉粥样硬化,反复发生心肌梗死。大量的临床流行病学资料证明,人群中血浆胆固醇水平与冠心病发病和死亡率呈明显正相关。而 HDL-C 浓度与冠状动脉硬化发生的危险性呈负相关。

三、高脂血症的治疗

目前,临床上应用的最强效的降胆固醇药物是他汀类降脂药。应用这类药物防止冠心病所产生的临床益处(冠心病死亡率和致残率减少）很大程度上是与其能明显降低血浆胆固醇相关。该药还对冠心病患者产生其他益处：①对血管内皮功能的影响，改善内皮功能。②能对动脉粥样硬化斑块的平滑肌细胞有抑制作用。③可以影响血栓形成、红细胞变形能力以及纤溶酶原激活剂抑制剂和纤维蛋白原的水平。急性心肌梗死患者早期应用他汀类药物，生存率明显增加。

据研究，晚上服用他汀类药物效果更好，是因为肝细胞内胆固醇合成早期阶段的限速酶还原酶在夜间时活性最高，因而在晚上服用他汀类药物可能产生最大的降胆固醇效果。关于他汀类药物的不良反应，经研究有0.5%～2.0%的病例发生转氨酶升高，还有少数患者产生肌病，横纹肌溶解和肌炎，经减量或停药即可缓解或消失。

冠心病患者降脂治疗的目标：我国心血管病专家在参考了美国和亚洲其他国家和地区的降脂方案，结合中国实际情况制定了我国血脂异常防治指南。此外，还制定了将血浆三酰甘油降至1.7 mmol/L(150 mg/L)的防治目标水平。中国药物降脂治疗的血脂标准如表7-2所示。

表7-2　中国药物降脂治疗的血脂标准

患者分类		药物疗法开始标准		治疗达到的标准	
冠心病	危险因素	TC mmol/L(mg/dL)	LDL-C mmol/L(mg/dL)	TC mmol/L(mg/dL)	IDL-C mmol/L
无	无	6.249(240)	4.16(160)	<5.72(220)	<3.64(<140)
无	有	5.72(220)	3.64(140)	<5.20(200)	<3.2<120)
有		5.20(220)	3.12(120)	<4.68(180)	<2.60(<100)

合理饮食在降脂治疗中有着极重要的作用。饮食疗法是各种高脂血症的基础，饮食治疗能使血清胆固醇降低2%～8%，对三酰甘油的降低作用更为明显。同时，合理饮食还可使降脂药物更易发挥作用，并具有改善糖耐量，恢复胰岛功能和减轻肥胖者体重等多方面功效。合理的饮食应从维持身体健康和保持理想体重为原则，饮食供应量应按下列生理需要计算：①基础代谢(BRM)所必需的能量。②食物的特殊动力作用能量消耗。③补充活动时的额外消耗，如在中度和重度体力劳动时则分别需要增加40%和50%。

美国胆固醇教育规划提出的高胆固醇血症的饮食治疗方案可以借鉴。方案旨在改变饮食习惯，调整膳食结构，以达到严格控制饮食可获得的效果。方案中的重点是减少饱和脂肪酸和胆固醇的摄入量及控制总热量，同时注意单不饱和和多不饱和脂肪酸的比例以及补充所需蛋白质。具体措施：①保持热量均衡分配，饥饱不过度，不要偏食，切忌暴饮暴食。改变晚餐丰盛和入睡前吃夜宵的习惯。②主食以谷类为主，粗细搭配，粗粮中可适量增加玉米、燕麦等，保持糖类供热量占总热量的55%以上。③增加豆类食品，提高蛋白质利用率。④在动物性食物的结构中，增加含脂肪酸较低而蛋白质较高的动物性食物如鱼、禽、瘦肉等，减少陆生动物脂肪。动物性蛋白质摄入量占每天蛋白质总摄入量的15%，每天总脂肪供热量不超过总热量的30%。⑤食用油保持以植物油为主。⑥膳食成分中减少饱和脂肪酸，增加不饱和脂肪酸，如以人造奶油代替黄油，以脱脂奶代替全脂奶。⑦每天摄入新鲜蔬菜及水果达400 g以上。并注意增加深色或绿色蔬菜比例。⑧减少精制米、面、糖果、糕点的摄入，以防摄入量过多。⑨膳食成分中应含有足够的维生素、矿物质、植物纤维和微量元素，适当减少食盐摄入量。⑩适量饮酒（红葡萄酒更为适宜）。⑪少饮含糖多的饮料，多喝茶。

动脉粥样硬化为以冠心病为代表的心血管病致残、致死最常见最重要的病理改变。在多种危险因素如高血压、吸烟、血脂异常、糖尿病中，血脂异常既是损害冠状动脉内皮系统，又是粥样硬化斑块发生发展的主要成分，是冠心病事件的关键因素。人群血清 TC（或 LDL-C）水平与缺血性心血管病疾病呈正相关，HDL-C 水平与缺血性心血管疾病呈负相关。因此，早期发现血脂异常并采取干预措施是非常重要的。

第四节 影响冠心病的疾病之四：代谢综合征

代谢综合征是以糖代谢异常、高血压、血脂异常、肥胖等多种疾病在个体聚集的一组临床症候群，其病理生理基础是胰岛素抵抗。

代谢综合征的危害是集合在个体上，各种病变的协同作用比单一病变强得多的致病作用（主要是对心血管病，特别是冠心病），严重危害健康。

1988 年，世界卫生组织（WHO）首次提出代谢综合征的概念。虽对其定义还有不少争论，但从预防角度看，对高血压、高血糖、血脂异常及超重/肥胖等不正常（即便是其中的一项不正常）应提高警惕，异常项目越多，其危害越大。

代谢综合征作为一种多种疾病和危险因素聚集在一个个体上的症候群，明显增加了个体发生心血管事件（特别是冠心病）的概率。

代谢综合征的治疗:因此病是一个不同系统疾患的综合体,治疗也只能是针对各个系统疾病的治疗,如降压、降糖和调脂治疗等。肥胖是本征的重点和胰岛素抵抗的基础。因此,控制和减轻体重是非常必要的。健康的生活方式对患有代谢综合征的患者则更是重中之重,不可忽视。

第五节　冠心病相关疾病之五:超重与肥胖

肥胖是指体内脂肪堆积过多和(或)分布异常,表现为脂肪组织与其他组织失去正常比例的一种状态。肥胖以体质指数(BMI,单位为 kg/m^2)和腰围两个指标来评估。正常体重指数为18.5～23.9;超重为 24.0～27.9;肥胖为大于等于 28。腰围(cm) 正常为:男性低于 90 cm,女性低于 85 cm。超重为男性90～95 cm;女性 85～90 cm;肥胖为 男性大于等于 95 cm;女性大于等于 90 cm。腰围在预测心血管疾病方面要优于体脂指数(BMI),但其误差度较大。因此,BMI 更广泛地被采用,而同时应用两个指标测量则效果更好。

身体内的脂肪即体脂。适当比例的体脂是人体活动所必须的,腹部脂肪是重要内分泌器官,能够合成许多肽类和非肽类物质。然而,过多的腹部和全身的脂肪则起到相反的作用,特别是引发心血管疾病、高血压、2 型糖尿病和血脂代谢紊乱的发生率显著增加。同时,肥胖者更易发生冠心病、卒中等心脑血管病。除与动脉粥样硬化高风险有关,还与异常脂肪堆积导致的慢性炎症状态、血液高凝、血栓前状态等因素相关。肥胖患者心律失常和猝死的风险也显著增加,此外,还存在着胰岛素抵抗、交感神经系统-血管紧张素系统过度激活等问题，也是促发和加重心血管疾病的重要因素。总之，肥胖是心血管系统疾病的独立危险因素，而造成心血管系统损害是多方面因素共同作用的结果。

流行病学研究发现，超重和肥胖与心血管疾病的发病和死亡呈正相关；病理生理学研究证实，体脂过量引起高胰岛素血症、胰岛素抵抗、高血压和血脂异常等多种心血管疾病危险因素增加。

大量临床资料表明，肥胖者与正常体重者相比，冠心病和猝死的发生率高达 4～5 倍。其原因一是肥胖者心脏负荷增大，且易发生高血压，而加重各种动脉粥样硬化引发冠心病。二是肥胖者一般血脂偏高，是发生冠心病的重要因素。再是肥胖者一般活动量较少，冠状动脉侧支循环较弱，而氧耗却是正常人的 2 倍，故心脏功能远不如正常人，发生冠心病的概率明显增高。

近半个世纪以来，超重和肥胖在世界范围内呈广泛流行趋势，特别是在经济发达国家。这与经济发展后带来的不健康生活方式（高脂、高热饮食和缺少运动）密切相关。在许多经济发达国家已成为一个社会问题，在我国这一流行趋势也日益明显。

当前，肥胖流行于全球，减重是控制心血管病的重要手段。“2011 年中国成人肥胖症防治专家共识”指出，肥胖治疗的总体原则是：减轻体重，兼顾减少有关的健康风险并促进健康状况。对肥胖并发症进行处理。成功的肥胖干预包含了一系列复杂内容，如主观意识层面的认知行为干预和精神心理支持。控制能量的摄入和增加体力活动是降低体重的有效措施。减少总热量的摄入，还要注意平衡膳食的原则。控制高能量的食物，如高脂肪饮食、含糖饮料及酒类及主食量等。有规律的、中等强度的身体锻炼是控制体重的有效方法，也可有意识地增加日常生活中的体力活动量。对于非药物措施减重效果不明显的严重肥胖患者，可选择减肥药物和手术治疗作为控制体重的辅助措施，但减肥药和手术都有一定的副作用，必须在医师指导下慎重使用。

第六节 冠心病相关疾病之六：高尿酸血症

尿酸是嘌呤代谢的最终产物，主要经肾脏排除，少部分经消化道清除。血中的尿酸水平受其产生和清除的多少及某些病理因素影响，尤其与摄入高嘌呤类食物有一定关系。据研究表明，高血尿酸与许多心血管危险因素有关，对老年、男性、高血压、糖尿病、高三酰甘油血症、肥胖、胰岛素抵抗等相关。特别是高尿酸与其他危险因素相互作用，引起心血管疾病的发生和发展.

高尿酸血症是危害人们健康的重要代谢性疾病，据有关资料表明，我国约有高尿酸血症患者 1.2 亿，约占总人口的 10%，高发年龄多为中老年男性和绝经后妇女。高尿酸血症的诊断标准：男性血清尿酸（SUA）高于 420 μmol/L（7 mg/dL），女性 SUA 高于 360 μmol/L（6 mg/dL）为升高。高尿酸血症分为尿酸排泄不良型、尿酸生成过多型以及混合型。

综合有关研究，高尿酸血症与颈动脉粥样硬化斑块形成呈独立正相关，是急性心肌梗死、脑卒中和所有心血管事件的独立危险因素，也是高血压早期动脉粥样硬化预测的重要方法。

临床常用降低尿酸的药物和增加尿酸排泄的药物有苯溴马隆（立加利仙）、丙磺舒、磺吡酮等。抑制尿酸合成的药物有别嘌呤醇等。用药须从小剂量开始，注意过敏反应，定期检查肝、肾功能及血常规等。

生活方式是非常重要的，控制肉类、海鲜和动物内脏等高嘌呤食物摄入，饮食以蔬菜、水果为主，减少盐的摄入，戒烟、禁酒、坚持运动，控制体重在正常范围（体质指数低于24 kg/m^2），避免使用使尿酸升高的药物如噻嗪类利尿剂及盐酸环孢菌素等。

第七节　冠心病与相关之疾病之七：吸烟与呼吸暂停综合征

20世纪中期几个著名的大型流行病学研究提出，高胆固醇血症、高血压和吸烟是冠心病的三大危险因素。长期吸烟者心肌梗死的发生率和死亡率是不吸烟者的4～5倍，而且冠心病的死亡率与每日的吸烟量呈正相关，每日吸烟支数越多，死亡率越高。统计数表明：吸一支烟，寿命可减少11秒钟。有人称：世界上对人类生存威胁最大的是：核武器、灾荒、战争和烟草。也有人称：吸烟是花钱买死亡通行证。

烟草和其烟雾的主要成分是焦油、尼古丁、一氧化碳。尼古丁是一种兴奋剂，使肾上腺素分泌增加，使人有快感，但肾上腺素水平升高使血压升高、心率加快，刺激并损伤冠状动脉内皮，影响内分泌功能，对冠心病患者，吸烟促进心绞痛发作，一氧化碳和血浆内的血红蛋白结合，使氧化血红蛋白减少，血氧饱和度降低，致使心肌和其他脏器缺氧，加重心肌缺血，诱发心绞痛。

睡眠呼吸暂停综合征是由多种疾病诱发的。在睡眠状态下重复发生的间断性低氧血症、高碳酸血症以及睡眠结构紊乱导致的心、脑、肺血管并发症及多脏器损害。此类疾病临床上比较常见，具有遗传倾向，可诱发心律失常、心绞痛、心肌梗死甚至猝死。

睡眠呼吸暂停综合征可引起血浆炎症因子升高、红细胞增多、高凝状态及纤溶系统活性降低，进而导致内分泌及代谢异常，诱发胰岛素抵抗。呼吸暂停综合征是冠心病的独立危险因素，临床上打鼾是其特征表现，多见于肥胖、脖子短、上呼吸道阻塞性病变及有家族性遗传史的患者。

第八章　急性心肌梗死

急性心肌梗死（myocardial infarction）是冠心病的严重类型，是在冠状动脉病变基础上发生冠状动脉供血急剧减少或中断，导致相应心肌发生持久而严重的心肌缺血，引起部分心肌坏死的一类疾病。临床表现为剧烈而持久的胸骨后疼痛，血清心肌酶增高以及心电图特殊的进行性改变，常发生心律失常、心力衰竭或休克。

第一节　病因和病理

一、病因

心肌梗死的基本病因是冠状动脉粥样硬化致狭窄的冠状动脉血流完全中断，而使相应的心肌发生坏死的一类疾病。

冠状动脉完全闭塞的原因是血栓形成。破裂的斑块是否形成冠状动脉完全闭塞，取决于冠状动脉狭窄的程度和内源性溶栓之间的竞争。如发生在已明显狭窄的冠状动脉，则极易发生完全闭塞。

心肌梗死偶见于冠状动脉栓塞、炎症或先天畸形。

二、病理解剖

1. 冠状动脉病变

冠状动脉闭塞最常累及左冠状动脉前降支，引起左心室前壁、心尖部、下侧壁、前间隔和二尖瓣前乳头肌梗死。若前降支过长，还可引起下壁心肌缺血，也可合并右心室梗死。

左冠状动脉回旋支闭塞引起左室侧壁梗死。若冠状动脉解剖为左冠优势型，则回旋支闭塞可引起左室下壁、正后壁及室间隔后部梗死。

右冠状动脉闭塞引起左室下壁、正后壁及室间隔后部梗死。窦房结动脉血流受阻可引起窦性心动过缓、窦房阻滞或窦性停搏。房室结血流受阻可引起房室传导阻滞。左右心房阻滞少见。

2. 心肌病变

心肌梗死常从心内膜下和中层开始，发展到外层心肌。梗死累及心室壁的全层或大部分者，称为穿壁（或透壁）心肌梗死。坏死侵及心包时可引起纤维蛋白性心包炎。累及心内膜时也可诱发心室腔内附壁血栓。如梗死仅累及心室壁内层，不到心室壁厚度的一半，称为心内膜下心肌梗死。

心肌坏死通常于发病 4～6 小时内完成。心肌间质水肿、充血、白细胞浸润。随后，坏死的心肌纤维逐渐被吸收并有肉芽组织形成，逐渐形成疤痕，心肌梗死即进入愈合期。称为陈旧性心肌梗死。心肌梗死的完全愈合需 5～8 周。疤痕广泛者，可在心室腔内的压力下向外膨出形成室壁瘤。严重的透壁性心肌梗死可引起心肌破裂，室间隔穿孔或乳头肌断裂。

3. 病理生理

急性心肌梗死发生后立即出现梗死区心肌收缩功能障碍，使心肌收缩不协调，降低心排血量、左室收缩和舒张末期容量增多，左室射血分数降低及左室舒张末压力增高。左室充盈压增高使肺毛细血管压力增高，产生肺淤血。若心排血量显著降低，则血压下降、体循环周围阻力增高。急性心肌梗死左室功能障碍及血流动力学异常的程度，主要取决于梗死范围的大小。

单纯右心室心肌梗死少见。

第二节 急性心肌梗死的诊断与鉴别诊断

一、急性心肌梗死发生前常出现的先兆症状

1. 心绞痛的发作频度、严重程度、持续时间增加，而诱发因素并不明显，原来有效的硝酸甘油变为无效。

2. 心绞痛发作时出现恶心、呕吐、出汗、心悸、心动过缓，或疼痛放射到新的部位，或出现心功能不全、加重和严重的心律失常。

3. 心电图出现 T 波高耸或 ST 段一过性抬高或压低，T 波倒置或加深等。

二、急性心肌梗死的诊断标准

必须至少具备下列 3 条标准中的 2 条方可诊断为急性心肌梗死：①缺血性胸痛的临床病史。②心电图的动态演变。③心肌坏死的血清心肌标志物浓度的动态改变。

部分老年人和陈旧心肌梗死的患者不表现 ST 段抬高及急性心梗超急性期 T 波改变，后壁心肌梗死、右室梗死、伴左束支传导阻滞时，心电图多不典型，须注意。

如患者伴有下列任何一项，如高龄(大于 70 岁)、既往梗死史、心房颤动、前壁心肌梗死、肺部湿性啰音、低血压、窦性心动过速、糖尿病等皆属于高危患者。

三、胸痛及全身症状

胸痛是急性心肌梗死中最早出现也是最突出的症状。其特点：①疼痛多无明显诱因，常在安静时发生，含化硝酸甘油无效果。②疼痛时间长，可达数小时甚至数日。疼痛剧烈，难以忍受，形容似刀割样，患者表现烦躁不安。③疼痛范围广泛，常达整个心前区，也可放射至下颌、颈、背等处。急性下壁心梗时，可表现为上腹痛，可误为胃穿孔、急性胆囊炎、胆石症、急性胰腺炎等急腹症。

典型心肌梗死有剧烈的似刀割样的心前区疼痛、特殊的心电图改变及血清心肌酶的升高，诊断不是很困难。但有近 1/3 左右的急性心肌梗死患者症状不很典型，甚至无明显疼痛，易漏诊或误诊。当有如下症状时，应高度警惕发生急性心肌梗死的可能：①初次出现某些心脏症状：心前区疼痛、心律失常、活动后呼吸困难，充血性心力衰竭。②原有的心绞痛加重或性质改变。③不易解释的上腹部疼痛，上颌、咽部疼痛或牙痛。④突然发作的休克、低血压、晕厥、大汗、虚脱。⑤手术后持续性不易解释的呼吸困难、低血压、休克、心律失常或难以解释的发热或白细胞明显增高以及出现心包炎等。体检发现第一心音减弱、第 4 或第 3 心音增强，乳头肌功能不全的收缩期杂音等。

患者多伴有发热，体温在 38 ℃左右，在 24～48 小时出现，为组织坏死及炎症反应的非特异性表现，持续约 1 周。发热超过 1 周或消退后又出现高热超过 39 ℃，应怀疑并发感染或新的心肌梗死，或由栓塞并发症及梗死后症候群引起。

关于心电图检查，对疑似病例应多次重复心电图检查，有些患者的心电图改变在心肌梗死发生若干小时后才出现。另一方面，特征性损伤性 ST 段抬高多在第一周内完全消失。只能靠 T 波的演变来判断，但 T 波的变化较慢。有少数患者在发病 3 日后才做心电图检查，故对此类患者应多次心电图检查并配合临床症状和酶学检查等才能明确诊断或排除。

注意无 Q 波型心肌梗死的心电图变化，当患者剧烈胸痛伴 ST 段抬高 T 波高耸，ST 段在下降过程中 T 波出现倒置并逐渐加深呈 V 字形或 ST 段呈持续严重压低，或仅有 T 波的动态改变，即使无病理性 Q 波，结合血清酶增高即可作出急性心肌梗死的诊断。

若患者有胸痛及心电图 V_1～V_2 导联出现高宽的 R 波而深 S 波变浅，并出现高大直立的 T 波，提示正后壁心肌梗死，加做 V_7～V_9 即可得到急性后壁心肌梗死的心电图。

急性心肌梗死的心电图变化在急性心肌梗死的实验室检查内详述。

四、血清酶学检查

在血清酶学的动态变化方面，应强调肌钙蛋白的价值，肌钙蛋白的特异性及敏感性均高于其他酶学指标。肌酸激酶同工酶

(CK-MB)仍然是特异性诊断指标:而单纯 CK 和乳酸脱氢酶及其同工酶对诊断急性心肌梗死的特异性较差,已不再推荐用于诊断。各种血清酶在急性心肌梗死中的升高有各自的变化规律,不同的发病时间应结合不同的血清酶和其他诊断方式进行。例如起初 2 小时 CK-MM3/MMI 比值升高,发病 4～6 小时 CK、CK-MB、血清肌红蛋白心肌肌凝蛋白开始升高,它们到达高峰及消失的时间也不同。因此,若患者于发病的 2～3 日就诊,这时 CK、CK-MB 已开始消失,此时宜使用肌钙蛋白 CTnI 相对其他指标其可检验的窗口期较长,一般可达 7 天。需要指出的是,临床上不应该因等待血清生化标志物测定而延迟急性心肌梗死的治疗。

心肌梗死血清酶学检查在急性心肌梗死的实验室检查内详述。

五、充血性心力衰竭

急性心肌梗死患者约有 1/2 的患者出现左心功能不全。表现为肺部湿啰音、窦性心动过速及第三心音奔马律及不同程度的呼吸困难和憋气、胸闷,严重时可发生肺水肿。

严重右心室梗死可出现右心衰竭、心排血量减少、血压降低。肺部啰音和呼吸困难反倒少见。

六、休克

急性心肌梗死时,心源性休克(cardiogenic shock)发生率达 1/5,是由于心肌梗死面积广泛,心排血量急剧下降而引起,其特点是:

(1)收缩压低于 12 kPa(90 mmHg)或高血压患者收缩压下降 10 kPa(80 mmHg),且降低持续 30 分钟以上。

(2)脏器和器官灌注不足的表现,如四肢发凉、发绀、出汗、神志不清。

(3)尿量少于 20 mL/h。

心源性休克常与充血性心力衰竭同时存在,其死亡率较高。临床上认清休克发生前的表现特别重要。当患者出现心率增快、血压降低、尿量减少或皮肤湿冷等任何一项,均须注意到心源性休克发生的可能,给予积极的治疗以防止心源性休克的发生。给予早期的治疗可提高心源性休克的存活率,这是临床中特别容易被忽视的地方。

由于剧烈疼痛、严重心律失常、血容量不足等原因引起的低血压常参与休克的发生并扩大心肌损害和导致严重的休克。

心律失常、心力衰竭及心源性休克都是急性心肌梗死最常见也是最重要的临床表现。

七、不典型急性心肌梗死的临床表现

有的急性心肌梗死可以不发生明显的胸痛。这种无明显胸痛的病例也是经常见到的。但患者都有严重的休克、心力衰竭或伴发脑血管意外。这是由于循环衰竭大脑供血减少所致,有时会掩盖胸痛,而忽略了急性心肌梗死的症状。有时,急性心肌梗死会导致猝死。

八、体征

心脏听诊:①心动过速或心动过缓。②过早搏动。③第一、二心音减弱,发病 2 日内最明显。④第四心音在心肌梗死 3、4 日后逐渐增多,随心肌梗死的好转,第四心音减弱或消失。若持续存在显示预后不佳。⑤心包摩擦音出现在第2、3日，提示透壁心肌梗死，多见于前壁心肌梗死，多是暂时性，若持续存在或在1周后发生多系梗死后综合征。⑥收缩期杂音：发生乳头肌功能失调时，心尖区可出现收缩早期、中期、晚期或全收缩期杂音，多在梗死后5天内出现。杂音多易变。若梗死第2、3日内突然出现响亮的收缩期杂音伴有临床恶化，提示室间隔破裂或乳头肌或腱索断裂或乳头肌功能不全。

急性心肌梗死患者在极早期可有血压增高，随后几乎所有的患者都有不同程度的血压降低。原有高血压可降至正常，而且一般不会恢复到原来的水平。

九、鉴别诊断

1. 心绞痛

急性心肌梗死的疼痛位置及性质与心绞痛相似，但更剧烈，持续时间更长，疼痛常无诱因且含化硝酸甘油作用效果较差，症状更严重，可出现呼吸困难或肺水肿，血压常降低甚至发生休克。听诊可闻及心包摩擦音而有心肌梗死后心肌坏死的全身反应，如发热、白细胞增高、血沉加速，特别是心肌酶的动态变化。心电图虽不一定有Q波，但总有ST段和T波的特征性变化。变异性心绞痛虽有与急性心肌梗死相似的ST-T变化，但其在发作后ST段和T波即回复到发作前水平，无T波的渐进性倒置加深。在未明确急性心肌梗死与中间型或变异型心绞痛的准确鉴别前（心电图的动态变化及血清酶的升高需要一定时间），应按急性心肌梗死治疗，避免漏诊。另外，中间型或变异型心绞痛常是急性心肌梗死的先兆表现，积极治疗可以避免可能发生的急性心肌梗死。

2. 急性心包炎

急性非特异性心包炎可有较剧烈而持久的心前区痛，心电图上有 ST 段抬高，有时也能引起急性心包心肌炎，也可出现病理性 Q 波和血清心肌酶的增高，需要与急性心肌梗死鉴别，但急性非特异性心包炎起病即有发热，疼痛于深吸气、咳嗽，变换体位或吞咽时出现或加重，前倾体位可使疼痛缓解。ST 段的抬高缺乏急性心肌梗死的定位，除 aVR 外，其余导联 ST 段均抬高，并表现为弓背向下，一至数日后 ST 段回到基线。T 波平坦或倒置，但倒置较浅，若心肌酶增高，其增高的时间-浓度曲线不明显。

3. 急性肺动脉栓塞

大块肺栓塞时，患者突感呼吸困难，剧烈咳嗽或咯血、胸痛或休克。患者有右心负荷急剧增加的表现如发绀、肺动脉瓣第二音亢进、颈静脉怒张、肝大或伴有黄疸。检查有肺动脉区叩诊变浊，呼吸音减弱或伴有干、湿啰音。心电图表现为 $S_1Q_3T_3$，即Ⅰ导联 S 波深，Ⅲ导联 Q 波显著和 T 波倒置。血清 LDH 增高。肺部 X 线出现三角形或卵圆形浸润阴影。肺动脉造影或放射性核素肺扫描可确诊。

4. 主动脉夹层分离

心前区或胸骨后突然出现剧烈疼痛，发病急，症状严重，疼痛为烧灼样、撕裂样或刀割样，而非压迫感或窒息感。疼痛常放射到头、颈、上肢、背、腰或中下腹部，疼痛剧烈可导致休克，但血压仍高。疼痛的广泛放射以及血压仍高是主动脉夹层分离的特征。X 线出现主动脉影进行性增宽，搏动减弱或消失，心电图及血清酶学皆无心肌梗死改变，心脏超声、计算机断层扫描、磁共振成像、数字减影及主动脉造影检查对主动脉夹层分离都有较高的诊断价值。

第三节　心肌梗死的实验室检查

一、白细胞

白细胞增高常与体温升高成正比关系，多发生于发病的头2日内，可持续数日。计数在(10～20)×10^9/L(1万～2万/μL)，中性白细胞75%～90%，嗜酸粒细胞减少或消失。

二、红细胞沉降率

红细胞沉降率增快，在病后1～2天出现。持续2～3周，为轻到中度增快。

三、血清酶测定

一个理想的血清酶即心肌损伤标志物测定除了具备高敏感性、高特异性外，还应具有以下特性：①主要或仅存于心肌组织内，在心肌内有较高的含量，而不存在正常血液内。②能检测早期心肌损伤，且窗口期长。③能估计梗死范围大小，判断预后。④能评估溶栓效果。

传统的心肌酶谱，如谷草转氨酶(SGOT)、乳酸脱氢酶(LDH)、天门冬氨酸转氨酶(AST)、乳酸脱氢酶(LD)及其同工酶，因其效价较差，现临床已很少使用。

1. 肌酸磷酸激酶(cretine kinase，CK)及其同工酶

CK作为急性心肌梗死标志物有以下优点：①快速、经济、有效，能准确诊断心肌梗死，是目前应用最广的心肌损伤标志物。

②其浓度和急性心肌梗死面积有一定相关性，可大致判断梗死范围。③能测定心肌再梗死和判断再灌注。

(1)CK 活性测定：CK 在急性心肌梗死发病 4～6 小时升高，峰值在发病 18～24 小时，3 日左右降至正常。CK 特异性和敏感性较高，故诊断符合率较高，CK 升高也见于肌外伤、肌营养不良、脑损伤和大手术时，但在临床上容易鉴别。

(2)CK-MB 同工酶：CK 有三种形式；①CK-MM；②CK-BB；③CK-MB。骨骼肌中只有 CK-MM 同工酶，脑中只有 CK-BB 同工酶，CK-MB 活性增高只见于急性心肌坏死时，故其活性增高对诊断急性心肌梗死具有高度敏感性和特异性。增高与阳性心电图有同等的诊断意义。④在心肌梗死面积很小时，CK 和 CK-MB 可能测不出阳性改变而 CK-MM 则可有阳性改变，故对可疑心肌梗死的鉴别有重要意义，

2. 肌钙蛋白

(1)总肌钙蛋白(Tn)：1973 年，肌肉与钙结合的部分被命名为 CTn。和 CK-MB 相比，正常人血清中几乎测不到 CTn，因而其对急性心肌梗死有较高的敏感度。CTn 是心肌特有的，因而特异性高。对怀疑急性心肌梗死的患者，在刚入院和入院后 3、6、9 小时各测一次 CTn 和肌红蛋白。

(2)心肌肌钙蛋白 T(CTnT)：对不稳定心绞痛患者的CTnT检测可以发现轻度和小范围的心肌损伤。对这种微小的心肌损伤，CK-MB常不敏感，CTnT 对不稳定心绞痛阳性率达 39%。

(3)心肌肌钙蛋白 I(CTnI)：是敏感性和特异性较强的急性心肌梗死标志物，对溶栓后再灌注的判断效果最好，可敏感地测出小灶性可逆性心肌损伤的存在。

肌钙蛋白的优点：①敏感度高于CK。②特异性高于CK。③有较长的窗口期，CTnT长达7天，CTnI长达10天甚至14天。④双峰的出现，易于判断再灌注的效果。⑤肌钙蛋白血中浓度的高低可用于判断病情的轻重。胸痛发作6小时后，血中心肌肌钙蛋白浓度正常可排除急性心肌梗死。

肌钙蛋白的缺点：①在损伤发作6小时内，敏感度较低。②由于窗口期长，对近期发生的心肌梗死效果较差。

3.肌红蛋白

优点：①在急性心肌梗死发作12小时内其敏感性很高，是出现最早的诊断急性心肌梗死的标志物。②可判断再灌注是否成功。③可判断是否有新的再梗死。④在胸痛发作2～12小时内，肌红蛋白阴性可排除急性心肌梗死的诊断。

缺点：①特异性较差，但如结合CTnT检查，则可提高诊断急性心肌梗死的特异性。②窗口期太短，回降到正常范围太快，在急性心肌梗死发作16小时后测定易出现假阴性。

表8-1所示为急性心肌梗死血清心肌标志物及其检测时间。

表8-1　急性心肌梗死血清心肌标志物及其检测时间

项目	肌红蛋白	心脏肌钙蛋白		CK	CK-MB	AST
		CTnL	CTnT			
出现时间(h)	1～2	2～4	2～4	6	3～4	6～12
敏感时间(h)	4～8	8～12	8～12	8～12		
峰值时间(h)	4～8	10～24	10～24	24	10～24	24～48
持续时间(h)	0.5～1	5～10	5～14	3～4	2～4	3～5

(高润霖等主编，《心血管病治疗指南和建议》，人民军医出版社，2005年，第14页。)

四、心电图

心电图是确诊急性心肌梗死最有价值的检查方法之一。心电图诊断急性心肌梗死的标准：①坏死性 Q 波，损伤性 ST 段和缺血性 T 波改变。②上述改变的动态变化。③通过一定导联上的上述改变反映心肌梗死的部位。

（一）心电图的动态演变

急性心肌梗死的心电图演变：①早期。②急性期。③亚急性期。④陈旧期。

1. 早期

早期也称超急性期。此期易发生原发性室颤和猝死，系由于心电不稳定之故，其心电图特点为：

（1）ST 段损伤型抬高。向着心外膜导联的 ST 段变直，斜行向上偏移与 T 波的前支融合，以后 ST 段斜形向上抬高，可达 1.0～1.5 mV，也称弓背型抬高，同时背向梗死区的导联表现为 ST 段下移，为“对称性改变”或“镜面影像”。

（2）巨大直立的 T 波，T 波高耸常较 ST 段抬高更早出现。抬高的ST段与高耸的 T 波相连，正常的两者间的连接角消失，T 波变宽。在高耸的 T 波未下降前，一般很少出现典型的坏死型 Q 波。系早期前壁心肌梗死的心电图像。

（3）急性损伤阻滞现象。是在此急性损伤期内心肌在除极过程中传导阻滞的现象。表现为：①向着梗死区导联的 R 波上升速度减慢，室壁激动时间大于 0.045 秒。②QRS 时间延长至 0.12 秒。③QRS 波幅增高。

早期心电图表现仅持续几小时，少数可达 1～2 日。此期是一种危险的临床状态，易发生心源性意外，及早采取措施可减少室颤和猝死的发生率，还可有效地减少心肌梗死面积。

2.急性期

高耸的T波已下移，出现病理性Q波或QS波，ST段呈弓背向上的抬高，T波倒置并加深，呈对称的V字形。坏死性Q波、损伤性高抬的ST段和缺血性倒置的T波在此期常同时并存。

急性下壁心肌梗死心电图（见彩插图四），图示Ⅱ、Ⅲ、AVF导联QRS波群均呈QS型，ST段弓背向上抬高0.15～0.2 mV，T波呈V字形，aVL，V_4～V_6导联ST段压低0.1～0.2 mV。

此期持续数日至2周，而室颤的发生率则降低。

3.亚急性期（亦称新近期）

ST段于数日至2周左右逐渐回复到基线，T波对称的V字形加深，随后又慢慢变浅。此期约持续数周至数月。少数患者ST段持续抬高超过基线，系左心室壁运动失调，若持续存在可能有室壁瘤形成。

4.陈旧期（愈合期）

病理性Q波是此期最主要的心电图表现，少数患者的病理性Q波可以变窄和变浅，个别患者的病理性Q波可以完全消失。R波电压比梗死前有所降低。ST段在等电位线上。如ST段继续明显抬高，常为并发室壁瘤。T波可恢复正常，也可有程度不等的慢性缺血改变。

（二）心电图定位诊断

表8-2系面向梗死区导联显示的特征性改变，可对梗死部位做出诊断。需注意正后壁心肌梗死心电图改变在V_7～V_9导联，

并表现为 $V_1 \sim V_2$ 导联，出现高宽的 R 波及 S 波变浅，R/S 大于 1，并出现高大直立的 T 波，ST 段可有下凹型压低。

表 8-2　　心肌梗死心电图定位诊断

导联	前间壁	前壁	前侧壁	广泛前壁	下壁	下间壁	下侧壁	高侧壁	后壁
V_1	+			+		+			
V_2	+			+		+			
V_3	+	+		+		+			
V_4		+		+					
V_5		+	+	+			+		
V_6			+	+			+		
V_7			+				+		+
V_8									+
Ⅰ		+	+	+				+	
Ⅱ					+	+	+		
Ⅲ					+	+	+		
aVR									
aVL		+	+	+				+	
aVF					+	+	+		

(三)右心室梗死

1. 多由于右冠状动脉闭塞的缘故。

2. 心电图

CR_4R 及 V_3R-6RST 段抬高。CR_4R（正极置于右锁骨中线第 5 肋间）检测右心室梗死，以 ST 段抬高 1 mm 以上为阳性。敏感性 70%，特异性 100%。近几年应用 $V_3R \sim V_6R$ 检测右心室梗死。阳性为这些导联中一个或一个以上的 ST 段抬高大于 1 mm，其中以 V_4R 敏感性和特异性最高。ST 段抬高须为水平型或为弓背向上型，而上斜型抬高则诊断价值较小。右心室梗死ST段抬高于发病最初几小时出现，发病第2～3日恢复正常。

（四）心内膜下心肌梗死

本型无病理性Q波，除aVR导联外，一部分或所有导联的ST段明显下移，在V_1～V_6导联常下移达0.4～0.5 mV，伴有或随后出现的T波倒置。ST-T改变常持续数日至2周。ST-T下移的程度较深，持续时间也较长。恢复过程中，ST段逐渐先恢复至基线，T波的恢复则较迟。

（五）心房梗死

心房梗死几乎与心室梗死同时存在，可引起严重的并发症，如心房附壁血栓形成（脱落后引起急性肺动脉栓塞或体循环动脉栓塞）及室上性心律失常。①P-R段发生偏移，一般在0.5 mm左右。②P波出现切迹及粗钝。③房性心律失常。

心房梗死时，心电图改变较轻微，需多次心电图对比和复查，则有助于心房梗死的诊断。

（六）急性心肌梗死合并束支传导阻滞

1. 合并右束支传导阻滞（right bundle branch block，RBBB）

急性心肌梗死合并完全性RBBB时，各自特有的QRS异常变化不会相互掩盖。

2. 合并左束支传导阻滞（left bundle branch block，LBBB）

左束支传导阻滞一般在急性心肌梗死前已经存在，LBBB完全改变了心室正常的除极正常程序，与急性心肌梗死合并存在时后者的心电图型常被掩盖而造成诊断的困难，但如能得到发病前的心电图作对比，则对诊断有很大的帮助。

（七）仅有T波改变的急性心肌梗死

患者有急性心肌梗死的临床表现及血清心肌酶的动态变

化，但心电图仅表现为T波进行性的在数周内出现由浅到深的倒置，随后 T 波又逐渐回复。

第四节　急性心肌梗死与心律失常

急性心肌梗死患者如何得到早期及时的治疗？急救医护人员在迅速到达发病现场后，应尽快采集病史、体检、描记心电图和初步处理，并迅速转送医院。

急诊科对疑诊急性心肌梗死的患者应争取在 10 分钟内完成临床检查、描记 18 导联心电图（常规 12 导联、V_7-V_9，V_1R-V_5R），缺血性胸痛患者心电图 ST 段抬高对诊断急性心肌梗死的特异性为 91%。对 ST 段抬高或新发左束支传导阻滞的患者尽快再灌注治疗（无禁忌者）出现有决定性诊断意义的心电图变化时，在血清标志物结果尚未出现前即可开始紧急处理。

心肌梗死的各种心律失常形式如下文所述。

一、窦性心律失常

1. 窦性心动过速（sinus tachycardia）

急性心肌梗死时，由于发热、低血容量、焦虑、心包炎，特别是心力衰竭或休克等皆可使窦性心律增快，需处理原发病。

2. 窦性心律过缓（sinus bradycardia）

窦性心律过缓约见于 20% 的患者。下壁心肌梗死时较易出现，窦房结缺血或药物如普萘洛尔、地高辛等也可引起心动过缓。显著的窦性心动过缓也可因排血量过低所致。心率低于 40 次/分钟时，常导致低血压和内脏器官灌注不足，也易诱发室性心律失常。窦性心动过缓可与窦性停搏、窦房阻滞同时存在，也可与房性心动过速同时存在，易引起左心衰竭、低血压、休克、心绞痛等。应处理原发病或给予阿托品治疗。

二、房性心律失常

房性心律失常常由以下原因所致：①窦房结供血不足致窦房结功能障碍。②心房梗死。③心房扩张。④迷走神经反射增强。⑤心包炎。

房性早搏(atrial premature beats)最多见，可见于一半的患者。其危害性在于诱发房性心动过速(atrial tachycardia)、心房颤动(atrial fibirilation)或心房扑动(atrial fluter)。房性心动过速一般发生短暂，常无需治疗。心房颤动最为常见，可以突然发生，也可由房性早搏或心房扑动后心房率增快而诱发。偶发房性早搏无需治疗。频发或多源房性早搏易引起房颤可予β受体阻滞剂(无禁忌时)，无效时可选用奎尼丁。房性心动过速、心房颤动或扑动多为短暂、自限性，可先观察。对反复发作、持续时间长，或室律过快者，可选用毛花苷C(西地兰，cedilanide) 0.4 mg稀释后静脉缓注，必要时2～3小时后重复1～2次。

三、非阵发性交界性心动过速(nonproxysmal av junction tachycardia)

非阵发性交界性心动过速多见于下壁心肌梗死，预后较好，而前壁心肌梗死者预后较差。交界性心率越快，预后越差。

四、传导阻滞

急性下后壁心肌梗死并发Ⅱ度Ⅱ型或Ⅲ度房室传导阻滞须

立即做临时起搏治疗。对急性心肌梗死发生后新出现的右束支合并左前或左后分支阻滞、完全性左束支传导阻滞时皆须做临时起搏治疗。

五、室性心律失常

(一)室性早搏

1. 诊断

要了解急性心肌梗死的患者的室性早搏的全身情况，如心脏功能状态，有无心脏扩大、左室射血分数 LVEF 低于 40%或心力衰竭，有无眩晕、黑蒙或晕厥等的临床症状。心电图表现：室早多源、成对或连续大于等于 3 个出现，或有在 QT 延长基础上的 RonT 现象。

2. 治疗

(1)心肌梗死患者伴轻度心功能不全(LVEF 40%～50%)。原则上只处理心肌梗死，不必使用针对室早的药物，但室早引起明显症状者，可酌情选用普罗帕酮(propafenone)、美希律(mexiletine)。心率偏快、血压偏高者可用 β 受体阻滞药，如阿替洛尔(atenolol)或美托洛尔(metoprolol)。

(2)心肌梗死患者伴有较重的心功能不全(LVEF 低于40%)，尤其是有成对或成串室性早搏者，宜选用普罗帕酮、美西律、莫雷西嗪(moricizine)、奎尼丁、胺碘酮(amiodarone)等，无效时可短期使用丙吡胺(disoyramide)或安博律啶(aprindine)。紧急情况下可静脉用药，或联合用药。

(3)室性早搏伴发心力衰竭、低血钾、洋地黄中毒、感染等情况时应同时积极处理。

急性心肌梗死时室性过早搏动是由于心肌缺血，此时易引起心室颤动。对频发的室性过早搏动，应立即静注利多卡因50～100 mg，以后每10分钟加注50 mg直至室性早搏消失后再滴注1～2mg/min，持续2天，再继续口服抗心律失常药如盐酸普罗帕酮片（心律平）、酒石酸美托洛尔（倍他乐克）等。

（二）单形性室性心动过速

1.预后较好的单形性室速

（1）反复型单形性室速：一串5～6次室早维持数秒，属非持续性室速，QRS波呈左束支（LBBB）型。治疗：美西律和β受体阻滞剂有效。

（2）加速性室性自主心律（非阵发性室速），心率55～120次/分，一般不转化为室颤，对血流动力学影响较小，属良性。

2.具潜在危险性的单形性室速

（1）阵发性持续性室速：心率在160～200次/分，发作时血压下降，QRS波宽0.12～0.14秒，治疗首选宜利多卡因。

（2）双向性室速：多见于洋地黄过量，尤其伴低血钾者。治疗：停用洋地黄，补充氯化钾和硫酸镁，心率快者可用利多卡因。

3.恶性单形性室速

室速率大于等于230次/分、发作时伴有严重血流动力学障碍，表现休克、左心衰，易发展成室颤。治疗：立即同步直流电复律，消除导致恶化的诱因，如纠正心功能不全、低血钾、不适当的洋地黄或抗心律失常药物或体力负荷过重。

（三）多形性室速

心电图显示室速伴连续变化的QRS形态，节律不规则，频率高于200次/分，常持续10个心动以上。室速频率快可进展为室颤，必须积极治疗。常见类型为多形性室速伴QT延长，即尖端扭转型室速。治疗：纠正或解除病因，提高基础心率高于110次/分，可用异丙肾上腺素、阿托品或心房、心室起搏、静脉补钾补镁，持续发作者，以直流电击终止。

室性心动过速和心室颤动：对短阵非持续性心动过速无明显症状或持续室性心动过速有心悸、胸闷而病情无明显恶化者，可使用利多卡因治疗。效果不明显可使用胺碘酮(amiodarone) 5 mg/kg在20分钟内注入，转律后用1000 mg于24小时内匀速滴注。

对持续性心动过速诱发心力衰竭或休克的患者可静滴盐酸普罗帕酮(心律平)75 mg于100～200 mL生理盐水内。若无效则立即行电转复律，电击功率为50～100 J，转律后静滴利多卡因和继续口服抗心律失常药物。

急性心肌梗死并发室颤多发生在起病12小时内，应做紧急非同步电除颤。用200 J或400 J，除颤后继续使用抗心律失常药。

(四)加速性室性自主心律

此类多属良性心律失常，若室率过快时可予美托洛尔(无禁忌时)或利多卡因静脉使用，室率过慢时可静注阿托品0.5～1 mg，也可选用胺碘酮300 mg静注。

六、室上性心动过速

(一)阵发性室上性心动过速(室上速)

这是指阵发性、心室律规则、频率150～200次/分的心动过速。其发生及传导途径都位于或涉及心室水平以上。室速的机制是以折返激动占大多数分类：

(1)房室折返性心动过速(AVRT)。

(2)房室结折返性心动过速(AVNRT)。

(3)房性心动过速(PAT)。

(二)非阵发性交接区心动过速(NPJT)

非阵发性交接区心动过速又称加速性交接区心动过速。

(三)多源性房性心动过速

七、诊断

病史及常规心电图仍是诊断快速心律失常的基本手段。24 小时动态心电图也有帮助。心电生理检查对诊断室速有重要作用。具体做法:①心内电生理检查。②食管内电生理检查。

八、对快速性心律失常的治疗

(一)药物治疗

首先针对基本心脏病,纠正重要诱发因素如低血钾、缺氧、感染等,停用诱发或可疑诱发快速心律失常的药物。

1. 终止发作

选用维拉帕米、普罗帕酮、三磷腺苷、毛花苷 C 或 β 受体阻滞剂静脉注射,如疗效不满意可用胺碘酮静脉注射。心功能差者首选毛花苷 C。治疗中注意药物可能诱发的心功能或房室传导的过度抑制,适当掌握剂量。

2. 预防发作

选用维拉帕米、普罗帕酮、β 受体阻滞剂、莫若西嗪或地高辛口服,也可用小剂量胺碘酮短期口服。

（二）非药物治疗

1. 同步直流电复律或食道调搏

2. 消蚀治疗

3. 手术治疗

4. 抗心动过速起搏器

九、抗心律失常药物的促心律失常作用

促心律失常作用（proarrhythmia）是指抗心律失常药物引起的新的心律失常或原有的心律失常恶化。可发生在用药后早期（1个月内），亦可见于长期服药过程中。它是由于抗心律失常药物的电生理作用在某些条件下引起的，它不同于药物中毒。

处理：严格掌握抗心律失常药治疗的适应证。对预后较好的室性心律失常不一定使用抗心律失常药。对有治疗适应证的心律失常应综合考虑其药物疗效、不良反应、药物副作用、诱发心力衰竭和促心律失常作用的危险性等来选用药物。联合用药时须避免药物的电生理相互作用的不良后果，避免电生理作用相加而促使心律失常。注意掌握剂量和给药间隔，必要时可做药物检测。一旦出现促心律失常作用，应及时停药观察。

第五节　急性心肌梗死的常规治疗

急性心肌梗死（AMI）的治疗原则必须贯彻“时间就是生命”的理念。早发现，早住院，并加强住院前的就地处理。急性心肌梗死患者发病后的黄金救助时间只有120分钟，然而这宝贵的120分钟，很多都被浪费在急救之前，有介入手术治疗机会的患

者不到5%。我国每年新发心肌梗死患者60万例，只有2万余例能在120分钟的黄金救治时间内接受介入治疗，再加上药物溶栓治疗的患者，总治疗率只有30%左右，也就是说一大半的心肌梗死患者没有得到最重要的最基本的治疗。而目前我国大部分医院普遍存在院前急救和院后救治“脱节”的现象。从急救车达到患者现场再将患者送到医院。院前急救人员只是获得了患者的基本病情，而不能将这些信息及时传回医院。患者到达医院急诊室后再收集资料，制订救治方案。显然，这120分钟的黄金救助时间是不够用的。

急性心肌梗死治疗原则是保护和维持心脏功能，挽救濒死的心肌，防止梗死扩大，缩小心肌缺血范围，及时处理严重心律失常、泵衰竭和各种并发症，防止猝死，使患者不但能度过急性期，而且康复后还能够保持尽可能多的有功能的心肌。因此，早期、持续、有效地开通梗死的相关动脉，恢复有效的心肌灌注是抢救急性心肌梗死成败的关键问题。

一、监护和一般治疗

在冠心病监护室进行心脏和呼吸的检测。病情轻者检测3～5日，病情严重者可延长检测数日。一般患者完全卧床2～3天后可在床上活动，第二周可下床活动，先在床边站立，逐步过渡到在室内缓步。病情重者则适当延长。进食宜少量多餐，食物以易消化、低钠、低脂肪、少产气为宜。要大便通畅，便秘者予缓泻剂。解除紧张情绪。

二、吸氧

缺氧会使心绞痛不易缓解，且易发生心律失常。因而急性心肌梗死患者最初几日应常规吸氧，并发重度心力衰竭或肺水肿者应气管内插管机械通气。

三、止痛

疼痛可引起血压增高或降低及心律失常，而致梗死区缺血。疼痛是由于存活但严重缺血的心肌所致，可予β受体阻滞剂，静脉滴注硝酸甘油，吸氧。还应同时给予麻醉性止痛剂，吗啡（morphine）、哌替啶（meperidine）适用于下壁心肌梗死的疼痛。应用麻醉止痛药时出现低血压，可抬高下肢、补液和使用阿托品（atropine）纠正。

四、硝酸甘油

静滴硝酸甘油的作用：①扩张冠状动脉，增加缺血区血管的血流量。②降低左心室前后负荷，降低心肌耗氧。③增加心室舒张期顺应性。对缓解疼痛，降低心源性休克和室颤的发生率，降低死亡率尤其有效。

静滴硝酸甘油应使用输液泵控制，从 5～10 μg/mim 开始，每 5～10 分钟增加 5～10 μg/mim。剂量终点：①疼痛缓解。②无高血压的患者平均血压下降 10%，高血压患者下降 30%。③心率增加大于 10 次/分。一般剂量为 50～100 μg/mim。

静滴硝酸甘油要尽早使用，若头痛明显则减小剂量或服止痛药。若疑有右室心梗时要特别注意，因可引起低血压而加重心肌缺血。若心率增加过快，可并用 受体阻滞剂。

五、β受体阻滞剂

β受体阻滞剂可降低动脉压，减弱心肌收缩力，降低心肌耗氧量，心室舒张期延迟，增加冠脉血流量。在急性心肌梗死的早期应用，能缩小梗死面积，降低并发症。适应证为：患者有心动过速或收缩压过高而无心力衰竭表现，反复出现胸痛、房颤和快速心室率过速之患者。β受体阻滞剂应用的禁忌证：心率低于60次/分、动脉收缩压低于13.3kPa(100mmHg)、较明显的心力衰竭、房室传导阻滞和严重肺心病。

β受体阻滞剂中以美托洛尔(metoprolol)应用较多，开始15 mg，分3次(每次相隔2～5分钟)静脉注射。静脉注射完后15分钟再以50 mg口服，每6小时一次，共48小时，再以100 mg口服，每天2次。据病情也可减少剂量。

六、血管紧张素转换酶抑制剂

血管紧张素转换酶抑制剂ACEI(angiotensin converting enzyme inhibitor)对急性心肌梗死的作用：①扩张冠状动脉，改善侧支循环，增加缺血区血流。②降低动脉压和左室充盈压，但不增加心率。③防止梗死壁扩张和减轻充血性心力衰竭并能减轻再灌注时的心肌损伤和心律失常。常用药物是卡托普利(captopril)6.25～25 mg，每日3次；依那普利(enalapril)2.5 mg，每日1次，逐渐调整到10～20 mg，每日1～2次。

近几年常用的血管紧张素Ⅱ受体拮抗剂有氯沙坦(科素亚)每日50 mg；氯沙坦氢氯噻嗪(海捷亚)每日12.5～50 mg；厄贝

沙坦(安博维)每日 150 mg 等。

七、抗凝治疗及血小板抑制剂

预防深静脉血栓形成及肺动脉栓塞。对年龄大于 70 岁，心肌梗死面积广泛，过去有过深静脉血栓形成或肺动脉栓塞病史者，予小剂量肝素(5000 U，每 12 小时一次)皮下注射，直至能下床活动。

阿司匹林(aspirin)是最重要的口服抗凝治疗及血小板抑制剂。其短程治疗的剂量是 150～300mg/d，持续 1 个月。1 个月后，仍应长期口服阿司匹林维持量 100mg/日。

应用肝素及口服抗凝剂应维持凝血时间在正常的 2 倍左右(试管法 20～30 分钟)。抗凝剂应用的禁忌证：出血或出血倾向、严重肝肾功能不全、活动性消化性溃疡、血压过高、近期手术等。若抗凝治疗中发生出血，应停用抗凝治疗，用对抗肝素的等量鱼精蛋白静脉滴注，必要时输血。

八、葡萄糖-胰岛素-氯化钾(GIK)溶液和 1,6-二磷酸果糖(FDP)GIK

用此溶液静脉点滴治疗急性心肌梗死已有 40 余年的历史。能增加心肌的无氧代谢，促进钾离子进入细胞内恢复细胞的极化状态，改善心肌代谢和抗心律失常的作用，FDP 在缺氧状态下刺激丙酮酸激酶，产生 ATP，提高心肌细胞的膜稳定性，改善心肌代谢。

九、冠脉介入

纵观冠脉介入的发展史，在降低再狭窄和靶病变血管重建风险方面，经皮冠状动脉成形术（PTCA）、裸金属支架（BMS）、药物洗脱支架（DES）显示出了积极发展的趋势，BMS 与 PTCA 相比，再狭窄和再次血运重建率的相对发生风险明显降低。

PCI 的治疗目的仅缓解冠心病患者的疼痛是不够的，还要改善由于易损斑块存在而隐藏的一系列问题。如患者的疾病“会痛不会死”，缓解疼痛是首要问题，而对于“会死不会痛”的疾病，则要尽量延长患者生命。如对于稳定性心绞痛患者，只有在药物不能缓解症状或无症状而有大量缺血证据时，才考虑行 PCI。而对于“会痛也会死”的急性冠脉综合征（ACS）患者，则要尽早行血运重建。对于稳定型心绞痛患者，主要通过心电图缺血部位的发现，择期行 PCI；而对于 ACS，通过检查确定罪犯病变，先对罪犯血管进行血运重建，使患者病情稳定，再择期对其他非罪犯血管进行干预。

在对于 ST 段抬高心肌梗死（STEMI）患者行 PCI 时，要奉行“多取出，少置入”的原则，既要尽量将血栓抽吸干净，支架能少置入就尽量少置入，并减少球囊扩张次数。临床证实，血栓抽吸能够降低患者死亡率，因此在 STEMI 的 PCI 方案中一定要包括血栓抽吸术。在血管造影的过程中，如发现病变内有血栓，应该应用血小板糖蛋白Ⅱb/Ⅲa 受体拮抗剂而少用肝素，然后用血栓抽吸装置抽吸血栓。

第六节　急性心肌梗死早期溶栓治疗

溶栓治疗已成为救治急性心肌梗死的最有效的方法之一。因为只有尽早使完全堵塞的冠状动脉再通才能挽救濒死的心肌，而早期溶栓治疗能有效地通顺冠状动脉并缩小梗死面积，改善左心功能，显著降低急性心肌梗死患者的病死率，急性心肌梗死发生后，溶栓治疗开始越早，治疗效果越好。

一、病例选择

我国 1990 年 10 月在温州的专题会上拟出溶栓治疗选择对象的条件为：①持续性胸痛超过半小时，含化硝酸甘油片不能缓解。②心电图相邻 2 个或多个导联 ST 段抬高在肢体导联大于 0.1 mV，胸导大于 0.2 mV。③发病在 6 小时内，若刚过 6 小时，仍有严重胸痛，ST 段抬高导联有 R 波者，也可考虑溶栓。④年龄小于 70 岁。

二、禁忌证

1. 绝对禁忌证

急性心肌梗死早期溶栓治疗的绝对禁忌证为：①近期（14 日内）有活动性出血、手术、外伤等。②血压高于 26.6/16 kPa（160/100 mmHg）。③半年内的脑卒中病史。④出血疾病或有出血倾向者。⑤房颤并疑有心内附壁血栓者。⑥妊娠。⑦严重肝肾疾病和恶性肿瘤患者。⑧对扩容和升压药无反应的休克。

2. 相对禁忌证

相对禁忌证为：血小板低于 $10\times10^9/L$，活动性胃溃疡，服用抗凝药物，凝血酶原时间延长超过 3 秒或体质过于衰弱。

三、常用溶栓药物

常用的溶栓剂有两类：一类为纤维蛋白选择性溶栓剂，如重组组织型纤溶酶原激活剂(recombinant tissue-type plasminogen activator,rt-PA)和单链尿激酶(pro-urokinase,pro-UK)。另一类为非纤维蛋白选择性溶栓剂,包括链激酶、尿激酶和APSAC。链激酶和尿激酶现已较少使用。rt-PA、APSAC和pro-UK属于新一代溶栓剂。

四、溶栓方法

溶栓前应检查血常规、血小板计数、出凝血时间及血型,配血备用。

1. 静脉内给药

静脉内给药原则为大剂量短疗程。链激酶和尿激酶均为150万U,于60分钟内输入。Rt-PA剂量为100 mg,首剂10 mg静脉注射,其后第1小时静滴50 mg,第2、3小时各静滴20 mg。APSAC剂量为30 U,5分钟内静脉注射完。

2. 冠脉内给药

先做左室及冠脉造影,判明梗死冠状动脉完全或次全闭塞,向冠脉内注入硝酸甘油0.2～0.5 mg,2分钟后重复造影,如闭塞仍存在,可排除冠状动脉痉挛。将2.5F滴注导管推进至血栓闭塞处,15分钟内注入链激酶或尿激酶15万U。继以4000 U/分速度输入,每15分钟重复造影一次,以判明血管是否再通。血管再通后以2000 U/分的剂量维持滴注60分钟。

应用链激酶或APSAC的患者,先静脉注射地塞米松5 mg,以防止过敏反应。

五、临床观察指标

临床观察指标包括：①仔细观察胸痛变化、皮肤、黏膜、痰、呕吐物、尿，有无出血现象。②溶栓开始后2小时内每15分钟记录12导联心电图一次，下壁、后壁、右室梗死时加做V_7～V_9和V_3R～V_5R导联，随后每小时记录心电图，至溶栓后12小时。③测心肌酶和血凝及纤溶指标，每2小时测心肌酶一次，至发病后24小时，血凝和纤溶指标如纤维蛋白原、凝血酶原时间等，据本单位情况酌情检查。

1. 冠脉再通的直接指标

冠脉造影显示梗死冠状动脉闭塞远端血流达到TIMI（thrombolysis in myocardial infarctions）的Ⅱ～Ⅲ级。0级指梗死冠脉无前向血流，Ⅰ级指血流仅能通过闭塞处，Ⅱ级指梗死远端血管床部分显影、Ⅲ级指显影正常。现临床上仅做溶栓治疗后冠脉造影，梗死冠状动脉前向血流达到Ⅱ～Ⅲ级称“通畅”。

2. 冠脉再通的间接指标

（1）心电图抬高的ST段在溶栓治疗后2小时内，在任何一个30分钟间期内迅速回降大于50％。

（2）胸痛自溶栓后2小时内消失。

（3）溶栓2小时内，出现短暂的加速性室性自主心律，房室或束支阻滞突然消失，或下壁、后壁心肌梗死出现一过性窦性心动过缓，窦房或房室传导阻滞或低血压。

（4）血清酶峰值提前。

六、并发症

1. 出血

出血是溶栓治疗最常见也是最重要的并发症。轻度出血如皮下出血、黏膜出血、血尿、血痰、等，严重出血如大咯血、消化道出血或腹膜后出血。最危险的是颅内出血。颅内出血的诱因多是高血压、使用肝素、阿司匹林、高龄、女性和应用 rt-PA 等。

2. 急性肺水肿和心源性休克

3. 再灌注性心律失常和一过性低血压

七、再闭塞

栓塞冠状动脉通畅后可再闭塞。以下三项中有两项成立即可作出诊断：①再度胸痛，持续半小时以上，含化硝酸甘油片不能缓解。②ST 段再度抬高，大于 0.2 mV 持续半小时以上。③心肌酶再度升高。可再次溶栓治疗或 PTCA 术加冠脉内支架术。

八、溶栓后的治疗

溶栓后残余血栓的处理和冠脉再闭塞的预防。溶栓治疗的同时应用肝素和阿司匹林。肝素为一次静注 5000 U 后，每小时给予 600～800 U，使凝血时间达到对照的 1.5～2 倍，连续滴注 3 日。同时服用阿司匹林 0.3 g，长期维持。溶栓治疗加用肝素和阿司匹林可使急性心肌梗死病死率降低，但要密切注意增加出血的危险性。

九、二级预防和溶栓后心肌缺血评估

(一)心肌梗死范围

1. 急性早期 ST 段抬高导联,R 波未消失,提示尚有存活心肌。

2. 随着病程的进展,异常 Q 波数未增加,提示梗死区无进展。

(二)溶栓后住院并发症发生率(5 周内)

1. 急性肺水肿,具明显的临床症状或 X 线征象。

2. 心源性休克。

3. 严重心律失常,包括室性心动过速、心室纤颤、束支传导阻滞或三度房室传导阻滞。

4. 室壁瘤。

(三)心功能状态与左室重塑(remodeling)

1. X 片

观察心影大小及形态,肺淤血及心胸比值。

2. 超声心动图和(或)核素心血池检查

观察有无左室扩张,室壁运动异常,室壁瘤,心室收缩和(或)舒张功能异常等。

(四)病死率及随访观察

1. 住院病死率(5 周内)及死因(心脏性死亡或非心脏性死亡)。

2. 长期随访,每半年全面复查一次,(包括心功能检测,登记劳动能力和活动量,心绞痛和再梗死情况,对死亡者作死因调查)。二级预防和溶栓后心肌缺血评估,以及进一步的介入

(PTCA)或冠状动脉旁路术(CABG)等治疗的必要性选择,在随访期中定期进行。

第七节 急性心肌梗死(ST段抬高型)的诊断和治疗

2010年8月,我国急性ST段抬高型心肌梗死(STEMI)诊断和治疗(以下简称指南)在中华心血管杂志上发表,指南强调,对STEMI的诊治的原则必须贯彻"时间就是心肌,时间就是生命"的理念;应早期、持续、有效地开通梗死相关动脉(IRA)、恢复有效的心肌灌注。

一、急性ST段抬高型心肌梗死(STEMI)的诊断

在STEMI的诊断方面,除了典型的症状和心电图外,指南强调了在心肌酶学方面肌钙蛋白的价值,同时指出,肌酸激酶同工酶(CK-MB)仍然是特异性诊断指标;而单纯CK和天门冬氨酸氨基转移酶、乳酸脱氢酶及其同工酶对诊断STEMI特异性差,不再推荐用于诊断。必须指出:临床上不应该因等待血清生化标志物测定和影像学检查结果,而延迟STEMI治疗。

二、早期分诊,尽快治疗

急性ST段心肌梗死的发病机制主要为冠状动脉血栓完全堵塞,尽早开通梗死相关动脉是关键。发病12小时内、持续ST段抬高或新发生左束支传导阻滞者,早期使用药物或机械性再灌注治疗,常获得明确的效果。所以,应尽量缩短发病至入院和

再灌注治疗的时间。

对于没有条件行急诊 PCI 的医院，可将适于转运的高危 STEIM 患者，在静脉溶栓后尽快转运至可行急诊 PCI 的医院。在转运至导管室前，可进行抗血小板和抗凝治疗。

三、再灌注治疗

（一）溶栓治疗

STEMI 时，使用溶栓治疗的效果取决于治疗时间和受损心肌重新得到有效的血流灌注。在发病 3 小时内溶栓治疗相关血管的开通率最高，病死率最低，其临床疗效与直接 PCI 相当。发病 3～12 小时内行溶栓治疗，疗效不如 PCI，但仍能获益。发病 12～24 小时，如仍有持续或间断的缺血症状和持续 ST 段抬高，溶栓治疗仍然有一定的效益。在 STEMI 中，大面积梗死（前壁、下壁合并右心室心梗）患者，效果最佳。如果能在入院前（如救护车上）溶栓治疗则会挽救更多的生命。

首选溶栓的条件：①无急诊 PCI 治疗或无迅速转运条件及溶栓禁忌证的患者。②患者就诊在 3 小时内，且不能及时行 PCI 术者。③对再次梗死患者，不能立即（60 分钟内）行血管造影和 PCI，则行溶栓治疗。

（二）直接 PCI

STEMI 患者应在症状出现 12 小时内行直接 PCI 治疗，应常规做支架植入术。对于年龄低于 75 岁，发病小于 36 小时发生心源性休克的患者，无手术禁忌证，应在休克发生少于 18 小时接受 PCI 治疗。伴有严重心功能不全和（或）肺水肿的患者应在发病小于 12 小时接受直接 PCI 治疗。无血流动力学障碍患者，在直接PCI时不应该对非梗死血管进行 PCI 治疗。

（三）早期溶栓成功或未溶栓患者择期行 PCI 术的指征

病变适宜 PCI 且有再发心肌梗死的可能或诱发心肌缺血的表现，有心源性休克或血流动力学不稳定；左室射血分数(LVEF)小于 0.40、心力衰竭、严重心律失常，及对无自发或诱发心肌缺血的心肌梗死相关动脉的严重狭窄者于发病 24 小时后可行 PCI。而对梗死相关动脉完全闭塞、无症状的 1～2 支血管病变，无严重心肌缺血表现及血流动力学和心电图稳定者不推荐发病 24 小时后行 PCI 术。

四、抗栓治疗

STEMI 静脉溶栓或直接 PCI 时，适当的抗栓治疗是非常必要的。能进一步改善 STEIM 再灌注疗效和临床预后，有效防止梗死相关血管再阻塞的发生。无禁忌时，所有 AMEIM 患者应在早期嚼服阿司匹林 300 mg，然后长期服 75～100 mg/d，在 PCI 术前服氯吡格雷初始负荷量 300 mg，住院期间，继续服用氯吡格雷 75 mg/d。

STEMI 患者急性期均应行抗凝治疗。低分子量肝素有应用方便、不需检测凝血时间、出血并发症低等优点，现多代替普通肝素使用。

STEMI 急性期后，超声心动图提示有心腔内活动性血栓者，可口服华法林 3～6 个月和(或)配合阿司匹林、氯吡格雷使用，但需注意出血风险。

五、二级预防

STEMI 患者恢复后可发生再次心肌梗死、心力衰竭等事件，因此出院后科学、合理的二级预防十分重要。特别要重视非药物干预如合理的膳食、戒烟、控制体重、适度运动和心态平衡等。在药物干预方面，阿司匹林、β受体阻滞剂、血管紧张素转化酶抑制剂，血管紧张素Ⅱ受体阻断剂以及他汀类药物都有大量的循证学依据，无禁忌者均应坚持使用，并使相关的血压、血脂、血糖等指标能够达标。康复治疗可降低心脏病的复发率和死亡率。

六、预后

急性 ST 段抬高型心肌梗死的预后与梗死范围的大小、侧支循环产生的情况及治疗是否及时有关。急性期住院死亡率由过去的 30%到采用监护治疗后降为 15%，到再灌注时代——药物溶栓及介入治疗，进一步降至 6.5%左右。死亡多发生在第一周内，尤其是在入院数小时内，发生严重心律失常、休克、心力衰竭者死亡率高。影响心肌梗死患者远期预后的主要因素是心功能不全和心律失常。

第八节　经皮冠状动脉介入治疗

经皮冠状动脉介入治疗(PCI)在近 20 多年的临床事件中取得了迅速发展。随着经验的积累、器械的改进和技术的提高，PCI的适应证不断扩大，并发症逐渐减少，特别是支架植入术的广泛应用，明显降低了即刻严重并发症及后期再狭窄的发生率。

一、PCI的适应证

PCI的适应证主要根据患者的症状、心肌缺血的证据、PCI成功的把握性、心脏功能及合并其他疾病而定。一般而言，患者没有症状时不宜做PCI，除非患者有广泛心肌缺血的证据而进行血管重建有可能预防致死性心脏事件的发生。

（一）中重度心绞痛、不稳定心绞痛、非ST段抬高心肌梗死

中重度心绞痛、不稳定心绞痛、非ST段抬高心肌梗死的患者药物治疗效果欠佳，血管重建治疗可明显缓解心绞痛发作和延长生命。同时，也要注意抗血小板药物、低分子肝素和他汀类调脂药都有助于改善血管重建治疗的效果。

（二）急性心肌梗死（AMI）

临床资料表明，直接PCI与溶栓治疗相比，梗死区相关动脉再通率高，再闭率低，缺血复发率少，出血危险性低。因此，支架植入术可广泛用于AMI患者或对溶栓治疗禁忌的患者的再灌注治疗。

溶栓治疗失败的患者仍有持续胸痛或反复心肌缺血而行PCI，使闭塞的血管再通称为补救性PCI（rescue PCI），能降低住院病死率和心力衰竭发生率，但须注意溶栓药物对PCI的影响。此时的补救性PCI的血栓并发症要高于直接PCI术。另外，溶栓药物、肝素、抗血小板药物的联合应用可增加局部或内脏出血的可能。

二、支架手术PCI效果的判断

成功的PCI术是使靶部位的血管腔明显扩大，随着冠状动

脉支架和辅助技术的应用，残余狭窄低于20%已成为理想血管造影结果的临床标准和PCI达到血管造影成功的标准，同时在住院期间无主要临床并发症(如死亡、心肌梗死、须急诊CABG-冠脉血管重建术)以及没有CK-MB明显升高等即说明操作成功。

PCI近期临床成功是指患者达到血管造影和操作成功后，心肌缺血症状和(或)体征缓解。远期临床成功要求长期维持近期临床成功的效果，患者心肌缺血症状和体征持续缓解6个月。再狭窄是近期临床成功而远期临床不成功的主要原因。非常高的再狭窄可能说明术者选择了易于发生再狭窄的病变，如长病变或小血管病变等。

三、PCI手术的并发症

1. PCI并发症的发生机制

(1)冠状动脉损伤。

(2)穿刺血管损伤。

(3)非血管并发症，如造影剂引起的心、肾功能损害。

2. PCI并发症的类型

(1)死亡、AMI、急诊CABG是冠心病介入治疗最严重的并发症，是冠状动脉损伤导致急性闭塞或濒临闭塞的结果。

(2)冠状动脉穿孔和心包填塞。

(3)无再流或低再流现象。

(4)分支闭塞。

四、PCI与CABG及药物治疗的比较

1. PCI与CABG治疗的比较

PCI的主要优点是应用相对简便，避免或减少全麻、开胸、

体外循环及中枢神经系统的并发症并缩短康复时间。重复 PCI 比重复旁路手术简单易行，而且在紧急情况下能迅速达到血管重建。PCI 的缺陷是早期再狭窄，不能解决多个完全闭塞或弥漫狭窄性病变。

CABG 的优点是能更持久和更彻底地血管重建，而与阻塞性的动脉粥样硬化病变的形态无关。一般来说，冠状动脉粥样硬化越弥漫，越应该选择 CABG，尤其是左心功能不全时。冠状动脉旁路移植术，其 10 年通畅率高于 90%。不停跳旁路手术对经过选择的患者，更能减少并发症。

2. PCI 与药物治疗的比较

PCI 与药物治疗相比，主要是缓解症状，改善患者生活质量，两者的远期预后相似。一般认为：对多数轻度心绞痛患者可首先采取药物治疗，而对心肌缺血症状严重的患者及希望保持体力活动的患者更多应行 PCI。

总之，在冠心病的治疗中，治疗方案的选择应根据冠状动脉造影的结果、左心功能的评价，患者的症状和心肌缺血的范围等情况综合判断，目前较为广泛的看法：

PCI 适应证：①中等范围以上心肌缺血，伴有前降支受累的单双支病变，能进行完全血管重建者。②PCI 成功率高、手术风险低、再狭窄率低的病变，如血管直径大于 2.5 mm 的短病变。③能够进行完全性血管重建的多支病变。④有外科手术禁忌证，或要进行非心脏大外科手术者。⑤急性冠脉综合征，尤其是 AMI 患者。

CABG 适应证：①LVET 低于 40%的多支病变，PCI 不能进行完全血管重建的患者。②糖尿病伴有多支弥漫病变。③左主干病变和前降支开口病变伴有多支病变。④前降支闭塞，PCI不能成功者。

药物治疗的适应证：①轻、中度的一般分支病变。②非前降支开口或近端的不能血管重建的单支病变。③无大面积心肌缺血证据者，伴病变狭窄低于50%者。

第九节　急性心肌梗死的并发症

1. 乳头肌功能失调或乳头肌断裂

急性心肌梗死并发乳头肌功能不全（papillary muscle dysfunction）约见于一半的急性心肌梗死患者，而乳头肌断裂则发生较少。乳头肌因缺血、坏死而致收缩功能障碍造成二尖瓣关闭不全和反流，多在急性心肌梗死发病的5日内。收缩期杂音通常柔和，可达3～4/6级，断裂时杂音响亮且临床情况迅速恶化。轻度乳头肌功能失调，反流不严重可以逐渐回复，乳头肌断裂者则可造成左心衰竭甚或出现肺水肿。

2. 心室游离壁穿孔或破裂（ventricular septal rupture）

心室游离壁穿孔或破裂多发生于3日内。临床表现为突然出现的收缩期杂音伴临床情况迅速恶化。杂音位于胸骨左缘下端，常向心尖部放射。心电图发现严重的房室传导阻滞。导管检查见右室氧饱和度明显高于右心房，右房、肺动脉的压力明显升高，左至右分流也可由超声心动图证实。游离壁破裂比较严重，多数患者于破裂后立即死亡。死亡前有胸痛，出现恶心、呕吐、发绀、四肢厥冷、血压测不出，对升压药无反应，心音可突然减弱或消失，心包积血则出现心包填塞症状。心电图可出现窦性心动过缓,交界性或室性自主性心律。最后心音消失,心动图呈心电分离现象,为心室游离壁破裂的特点之一,继则 QRS 波消失,患者死亡。

3. 心室壁瘤

室壁瘤(ventricular aneurysm)是心肌梗死较常见的症状。发生率为急性心肌梗死的 20%~30%,多发生在面积广泛的急性心肌梗死,多在前壁或心尖部。临床可见到:①心尖内上方触到异常的收缩期搏动。②心电图胸前导联显示持久的 ST 段抬高。③X 线可见左心缘膨隆。④临床可有反复发作的室性心律失常或充血性心力衰竭。⑤超声心动或放射性核素心室造影可发现左心室收缩期反常膨出。

4. 栓塞(embolism)

栓塞的发生率为 1%~6%,多见于发病后 1~2 周。常系左室壁附壁血栓脱落所致,引起脑、肾、脾或四肢动脉栓塞。若系下肢静脉血栓脱落,则造成肺动脉栓塞。

5. 心肌梗死后综合征(postinfarction syndrome)

心肌梗死后综合征的发生率约为 10%,见于心肌梗死后数周至数月内,可反复发生,表现为心包炎、胸膜炎或肺炎。有发热、胸痛等症状,可能为机体对坏死物的过敏反应。

第十节　急性心肌梗死恢复期的治疗

1. 康复治疗

急性心肌梗死后的康复治疗在整个心肌梗死治疗中起着重要的作用。康复从监护室即应开始,如进食、洗漱、使用床边便器（护理人员帮助下）。进行监视下的主动或被动肢体运动以维持肌肉的张力和柔韧性，减少静脉淤血。逐渐开始床边坐椅。长时间卧床会引起机体功能失调，引起心率反应及低血压，循环血量降低，肺活量降低和引起血栓形成、栓塞及情绪改变如忧郁、焦虑等，故适当早期活动是必要的，但如果出现下列情况则需减少运动量：①胸痛和呼吸困难。②心率高于 120 次/分。③心电图 ST 段改变。④出现有意义的心律失常。⑤收缩压下降大于 2.66 kPa（20 mmHg）。

患者从监护室转到普通病房或观察室后，患者可自我照料，坐床边椅逐渐增加次数，开始在病房或医院内漫步，休息与体力活动交替进行，避免餐后立即活动。

无并发症的急性心肌梗死患者的住院期为 7～14 天。其中监护室 3～5 天。适当早期活动能降低血栓和栓塞的发病率，减少忧郁和焦虑的发病，减少了费用，使患者早日恢复工作。

接下来的是恢复期的康复锻炼，逐渐增加活动量，以便在第 8～12 周恢复工作。此时，患者生活可完全自理，并做一些轻微的家务劳动。散步是很重要的活动，可逐渐增加距离和时间。从第 6～8 周开始每日可步行 2～3 千米，分 2～3 次完成，若无何不适可再适当加量。这时的心功能状态可以开始较轻的工作。

在每次增加活动量之前，须对患者的心功能作出评价，做心电图或心功能测试，以确定是否继续增加活动量。逐渐增加活动量可使患者逐渐增强体力同时增加信心，带来良好的自我感觉。

另外，对临床确定为高危组患者在康复期的最后阶段可做冠状动脉造影和左室造影，根据病变情况选择 PTCA 和冠脉内支架术，或冠状动脉旁路手术，或室壁瘤切除术，以改善缺血心肌的血供，达到改善左心功能和心室肌电稳定的目的。

2.药物治疗

(1)β受体阻滞剂：再梗死后的患者应继续服用β受体阻滞剂。大量资料表明，其在急性心肌梗死后的继续治疗上有很好的效果，是目前应用最广泛、最有效的药物，特别是对高危患者。对轻度心力衰竭和代偿良好的患者也有较好的效果。

对病情较轻的患者，无应用β受体阻滞剂禁忌证时，在急性心肌梗死最后几日即应给予并持续应用2年。常用药物为酒石酸美托洛尔(倍他乐克)25 mg，每日2次。琥珀酸美托洛尔(长效倍他乐克)47.5 mg，每日1次。

(2)ACEI：急性心肌梗死后3～16日应用ACEI，以防止梗死壁扩展，心室扩大和左室重构，预防心力衰竭的发生有明显效果，可用药1年以上。常用药有盐酸贝纳普利(洛丁新)10 mg，每日2次，福辛普利(蒙诺)10 mg，每日2次，等等。

(3)抗血小板和抗凝制剂：长期口服阿司匹林可使冠状动脉事件明显降低。阿司匹林剂量，150～300 mg，每日1次，可长期口服。

(4)肝素：广泛前壁心肌梗死，最初几日使用肝素，后改为口服抗凝剂3个月，有防止周围动脉栓塞的及预防早期和晚期再梗死作用。停用抗凝剂后应长期口服阿司匹林。

由于抗血小板制剂和抗凝剂有引起出血的危险，故临床医师应做好相应的检查和处理。

(5)口服硝酸酯制剂：心肌梗死后继续服用硝酸酯制剂如单硝酸异山梨酯片(欣康)20 mg，每日2次，单硝酸异山梨酯缓释片(易姆多)30 mg，每日1次等。

应告知患者有下列症状时随时通知医师：胸痛、呼吸困难、心悸、头晕等，以便中断或减轻活动量或做进一步检查确定其原因和处理。

科学地进行急性心肌梗死后的康复，可降低远期死亡率，使患者体力增强，更好地恢复工作，增加对生活的自信心。

第十一节　对急性心肌梗死患者的评估

对救治后的心肌梗死患者的病情评估能对患者的病情、预后有较准确的评价，并能提出措施改善患者的预后，为以后的生活和体力活动提供有效的资料。

首先要分析临床资料识别高危患者，如高龄、心肌梗死病史、女性、梗死后心绞痛、前壁心肌梗死、心肌酶升高、发生心力衰竭、室性心动过速、合并高血压、糖尿病等及在抢救过程中是否出现过心力衰竭、休克、低血压、恶性心律失常等。

急性心肌梗死是一个既急又危的疾病，对不典型的临床变化和不典型的心电图须有足够的了解，以防漏诊或误诊。典型病例并不难诊断，根据临床症状，特别是心肌酶如 $CK\text{-}MM_3$/$CK\text{-}MM_1$ 比值增高，在发病 1 小时内即可出现，对早期诊断和溶栓治疗有很重要的意义。当诊断不明确（如合并左束支传导阻滞）时，须借助其他如核素心肌显像、二维超声心动图检查等鉴别，仔细全面考虑，切勿漏诊或误诊。

除熟悉临床情况外，对心肌梗死面积、左室功能都应作出估计。估测梗死面积最简单易行又准确的办法是测定 CK 或 CK-MB 峰值。超声心动图是测定左室射血分数最简单的方法，还可了解室壁运动情况及附壁血栓和有无梗死扩展及二尖瓣反流。

无Q波急性心肌梗死虽然其近期预后较好，但远期病死率高于Q波型心肌梗死。

早期静滴硝酸甘油及对β受体阻滞剂无禁忌的患者使用β受体阻滞剂能获得较好的效果，能有效地减轻心肌缺血和损伤；使用ACEI则能预防左室腔扩大和梗死壁扩展。早期使用阿司匹林及抗凝治疗能防止梗死面积扩大，还可防止血栓形成和栓塞。而钙拮抗剂不宜在急性心肌梗死中常规应用。

早期溶栓治疗是使闭塞的冠状动脉再通，恢复梗死区血流的最有效方法。静脉溶栓治疗中使用RT-PA已较普遍。

超声心动图检出左室射血分数小于0.40、左室扩大及远离梗死区的室壁运动异常表明多支血管病变。室壁瘤、室壁血栓形成等都表示患者系高危状态。

动态心动图可检出有症状或无症状心肌缺血，也可检出LOWN Ⅲ氏级以上的室性过早搏动，与猝死发生的相关关系。

此外，尚有^{201}Tl心肌扫描、放射性核素心室造影、电生理检查等，可据患者情况和设备选用，对梗死后的心功能评价都有一定的意义。

而对梗死后恢复期的患者，采用良好的生活方式是非常重要的，即合理膳食、适当运动、戒烟限酒、心理平衡、控制体重。应该切记，切记！

第九章　心脏性猝死

猝死(sudden death)系自然发生，出乎意料的突然死亡，世界卫生组织(WHO)规定发病后2小时内死亡者为猝死。各种心脏病都可导致猝死，但2/3的猝死患者系冠心病所致。猝死作为冠心病的一种类型极受医学界的重视。

心血管疾病是人类死亡最常见的三大疾病之一。全世界每年死于心血管疾病的患者达1200万人，其中一半是心脏性猝死。在中国，每年有数千万人患冠心病，约200万人死于心肌梗死，其中多数为心脏性猝死。世界卫生组织在一份专题报告中曾称心脏性猝死是一个严重的世界性公共卫生问题，它对人类，尤其是对已有心脏病的患者危害极大。心脏性猝死从出现症状到死亡间期甚短，且多发生在医院外，故大多来不及抢救。因此，许多医生和科学家都在寻找早期预测的方法。目前一般认为，是由于在动脉粥样硬化的基础上，发生冠状动脉痉挛或微循环栓塞，冠心病中的恶性心律失常(特别是心室颤动)是发生心脏性猝死的最重要原因。而恶性心律失常又与心肌缺血有着极密切的关系。在没有其他可致命的疾病存在时，几分钟内的死亡,基本上都可归入冠心病猝死。

猝死的发生率随年龄增加而增加。总的说来,女性的猝死率较低,仅为男性的三分之一。冠心病患者的猝死率约为同年龄无冠心病患者的 9 倍。

促成心脏性猝死的因素:①高血压。其对冠心病所有的临床表现来说均是个重大而独立的易患因素。无论高血压是固定的还是易变的;是收缩压升高还是舒张压升高均如此,可以说高血压是冠心病猝死的头号杀手。②高血脂。③糖尿病。后二者对动脉硬化和猝死有着特异的作用,它也可直接损害心肌,可使心脏性猝死的发生率增高 2～4 倍。④血液高黏稠度,此类患者易发生冠状动脉血栓形成而造成心搏骤停——猝死。⑤生活习惯与方式。一是运动,流行病学资料表明,适度的耐力运动可预防冠心病和心脏性猝死,且对心脏有保护作用。二是吸烟,有关资料说明长期吸烟的冠心患者的死亡率高于肺癌患者的死亡率。吸烟是心肌梗死、猝死及外周血管疾病的高危因素,长期吸烟可引起血小板黏附性增加,血压增高,心率加快及心室颤阈值降低,并使血液携氧能力减少,因而诱发心肌梗死或猝死。三是肥胖,肥胖与冠心病的高发生率有着密切的关系,这是由于它与致动脉硬化作用的危险因素有关。肥胖对代谢生理学的不良影响,使之成为心血管患病率及死亡率增高的重要因素。⑥其他因素。一是心率,冠心病,尤其是猝死的危险性是随着心率的增加而增加,特别在男性人群中更为明显。二是心电图预测,在某些无症状的冠心患者中,冠脉循环可能有严重受损,但仅表现为心电图异常,这种无症状的冠心病的患者也易发生猝死。三是在确诊为冠心病的患者中,频发的早搏、心室肥厚或心室内阻滞及陈旧性心肌都是易发生猝死梗死的证据。

预防：前瞻性研究表明，猝死者常具有冠心病的多种危险因素，但很多危险因素是可以纠正的，如戒烟，减肥，饮食和药物降低胆固醇，药物和保健措施降低高血压，适当的体育活动也是有益的。肥胖的纠正可同时改善高血压、糖尿病、高血脂及高尿酸血症。因此，也有利于改善心血管病的危险状况和减少猝死的发生。

长期的临床经验记录表明，自主神经系统与致命性心律失常和猝死之间有着密切的关系。而自主神经异常与生活中的过度兴奋、长时间的忧郁、情绪不稳定及受强烈的刺激都有密切关系。所以，注意养生是非常重要的。

第十章　心脏神经官能症

心脏神经官能症(heart neurosis)是以心血管、呼吸和神经系统为主要表现的临床综合征,临床和病理上均无器质性病变。本病也称心脏性神经衰弱。

一、病因和发病机理

本病多见于女性和青年人,年龄多在 20～40 岁。其病因与体质、神经类型、行为、环境及遗传等因素有关。患者的精神状态常为弱型,多有抑郁或焦虑、忧愁,尤在精神受到刺激或工作紧张时发生。长期不适应自己所处的环境而易发病或使症状加重。家庭中有此种神经类型的成员亦可互相影响。

研究发现心脏神经官能症是心血管事件和心源性死亡的独立危险因素,焦虑伴冠心病和急性心肌梗死的风险比正常人高2～3倍。

精神刺激和周围环境的作用可引起各种生理变化,使得交感神经活性增加和肾上腺皮质激素分泌过多,在心理学测试时常发现和正常人不同的反应。

二、临床表现

症状常呈多种表现，但以心血管方面的症状为主。

1. 心悸

患者有心慌感，自觉心搏增强。常有心动过速，可达 90～120 次/分。有心脏过早搏动时，更加重了症状。

2. 呼吸困难

患者主观感觉吸入的空气不足，须做深呼吸或做叹息样深呼吸。由于呼吸深度和频率增加，易发生换气过度而产生呼吸性碱中毒，如眩晕、四肢麻木、抽搐等表现。

3. 心前区疼痛

常为心尖区及左乳房下刺痛，数秒或持续数小时的胸闷、隐痛。疼痛与体力活动无关，且多在静息时发生，此症状有时在精神刺激或劳累后发生，可持续数天之久。

4. 自主神经功能紊乱症状

患者面色苍白，多汗，震颤，手足发冷，腹痛、腹胀，尿频，便秘或腹泻。

5. 其他

低热、疲倦、多梦、食欲减退、头昏、头胀、肌肉酸痛等。

体征主要为心动过速，心音强，偶有过早搏动，心尖搏动较强。心尖和胸骨左缘有轻微的收缩期杂音。收缩压稍增高、舒张压稍低，脉压增大，有时出现毛细血管搏动等。

心电图可示窦性心动过速、偶发的房性或室性过早搏动或非特异性 ST 段和 T 波改变。

三、诊断和鉴别诊断

(一)诊断

根据上述症状而体征较少,且无特异性,不能找到器质性心脏病的证据,即可诊断,但需排除器质性心脏病。也应警惕误诊本病为器质性心脏病。有时,器质性心脏病患者也可同时伴有心脏神经官能症。应根据临床、实验室检查来仔细判断。

(二)鉴别诊断

需要与本病鉴别的疾病:

1. 心绞痛

冠心病的心绞痛一般年龄较大,多在50岁以上,男性为多,有冠心病易患因素。心绞痛发生在运动或情绪激动过程中,多位于胸骨后,呈压迫感,持续时间不超过10分钟,含化硝酸甘油有效。心电图可出现病理性的ST段和T波变化。必要时可做运动负荷实验或冠状动脉造影鉴别。

2. 甲状腺功能亢进

甲状腺肿大,常有血管杂音和震颤,两手细震动,消瘦、突眼。测定血清T_3、T_4即可诊断。

3. X综合征

X综合征是指患者具有心绞痛或类似心绞痛的胸痛,运动实验出现可疑ST段下移,而冠状动脉造影无异常发现。本病以绝经期前女性多见,心电图多正常,也可有非特异性ST-T改变,特别在运动心电图中出现。X综合征的病因尚不清楚,微血管灌注功能障碍、交感迷走神经平衡失调及痛觉阈值降低,均可导致本病的发生。

（三）预后

本病不影响寿命，但严重者可长期处于病理状态而影响正常的生活和工作。

（四）治疗

1. 使患者了解本病的性质以解除其顾虑，相信并无器质性心脏病。

2. 医务人员应对其进行心理辅导和耐心细致的解释，避免引起病情加重的因素。

3. 鼓励患者进行适当的体育活动。

4. 给予患者适当的药物，如镇静剂。对心率过快或高动力循环者可予β受体阻滞剂如美托洛尔（metoprolol）25 mg 口服，每日 2～3 次，或阿替洛尔（atenolol）25 mg，每日 2 次。国内外指南推荐帕罗西汀作为心脏神经官能症的一线药，效果较好。

5. 物理治疗是心理障碍综合治疗的内容，包括生物反馈治疗、音乐治疗、经颅超短波治疗、失眠治疗等。物理治疗有助于改善症状，调节身心，促进身心全面健康，可根据具体情况选用。

第十一章　营养心肌和改善心肌代谢的药物及措施

1. 极化液

极化液是应用最久的治疗心肌缺血的治疗措施，其成分是在葡萄糖液中加入适量的胰岛素和氯化钾（即 GIK 液），即可作为基础液体，也可作为治疗液体。经观察表明，在 ST 段抬高的急性冠脉综合征和急性心肌梗死患者中，可降低其终点事件风险，减轻缺血对心肌收缩力的影响，促进缺血后血供的恢复，而长期间断应用 GIK 液也有助于改善心力衰竭患者的收缩功能，降低脑钠肽水平。

GIK 液对心脏有益的机制是能抑制脂肪分解，降低血液中游离脂肪酸水平，减少心肌缺血时心脏对脂肪酸的利用，促进葡萄糖进入细胞，提高产能效率，减轻缺血时的细胞酸中毒，促进三羧酸循环，并通过胰岛素的多效性作用完成抗心肌细胞凋亡效应。

2. 辅酶 Q_{10}（coenzyme Q_{10}）

用法：10～20 mg 口服，每日 3 次；5～10 mg，每日肌注或静注 1～2 次。

3. 辅酶 A(coenzyme A)

用法:50～100 U,每日肌注 1 次,或 100 U 溶于 5%葡萄糖液 250 mL 中静滴,每日 1 次。

4. 细胞色素 C(cytochrome C)

用法:15～30 mg 加入 5%葡萄糖液 20 mL 内缓慢静注,每日 1～2 次,皮试阴性才能使用。

5. 肌酐(inosine)

用法:200 mg 口服,每日 3 次;200～600 mg 加入 5%葡萄糖液 200 mL 静滴,每日 1～2 次。

6. 三磷腺苷(ATP)

用法:20～40 mg 口服,每日 3 次;20～40 mg 肌注,每日 1～2 次;40～80 mg 加入 5%葡萄糖液 500 mL 内静滴,可与辅酶 A、细胞色素 C、胰岛素合用,组成能量合剂。

7. 三磷酸胞苷(CTP)

用法:20～40 mg 肌注,每日 1～2 次。

8. 环磷腺苷(cAMP)

用法:20 mg 肌注,每日 1～2 次;静注 20 mg 溶于 20 mL 生理盐水内缓慢静脉注射,或 40 mg 加入 5%葡萄糖液 250 mL 内静滴。

9. 双丁酰环磷腺苷(AMP)

用法:20 mg,每日肌注或静注 2 次;或 40 mg 加入 5%葡萄糖液 250 mL 中静滴,每日一次。

10. 1,6-二磷酸果糖(FDP)

用法:5～10 g 加入 5%葡萄糖液 250 mL 中静滴,每日 1～2 次。

11. 低分子右旋糖酐或羟基淀粉注射液

用法:250～500 mL/d,静脉滴注,1～30 天为一疗程,可改善微循环的灌流,用于心绞痛频繁发作。

12. 高压氧

高压氧治疗能增加全身的氧供应,可使顽固的心绞痛得到改善,但疗效不易巩固。体外反搏治疗可能增加冠脉血供,也可考虑应用。

13. 其他

维生素 B_1、维生素 B_6、维生素 C 等。

附　慎用反式脂肪——以助降低冠心病发病率

人造反式脂肪问世已经一个多世纪,一度被认为是工业时代一项突破性发明,广泛用于甜点、油炸食品等的加工,如今却被视为“有百害而无一利”的食品。

反式脂肪又名反式脂肪酸,主要来源是部分处理的氢化植物油。部分氢化油具有耐高温、不易变质、存放久等优点,在蛋糕、饼干、速冻比萨饼、薯条、爆米花等食品中使用比较普遍。

美国医学科学界多年的研究证实,反式脂肪会提高低密度脂蛋白即坏胆固醇的水平,从而增加人们罹患心脏病特别是冠心病的风险。越来越多的医学研究证实人造反式脂肪与心脏病特别是冠心病发病率增加相关联,并且有的学者在因冠心病死亡的患者的动脉组织内发现了大量广泛存在于加工食品中的人造反式脂肪。为此,专家建议食品商将产生反式脂肪的氢化油改用植物油,如椰子油和棕榈油等,少量饱和脂肪、单元不饱和脂肪和多元不饱和脂肪混合的植物油,这些油延长保存期限和口感都和反式脂肪相同。

国内于2013年1月1日实施的“预包装食品营养标签规则”规定如食品配料含有或生产过程中使用了氢化油脂必须在食品标签的营养成分表中注明反式脂肪酸含量，标准中规定在100克食品中反式脂肪酸的含量低于0.3克才可以表示为“0”。标准还指出，每天摄入反式脂肪酸不应超过2.2克，过多摄入反式脂肪酸可使胆固醇增高，增加心血管疾病发生的危险。

第十二章　冠心病的中医治疗

一、中西医在冠心病诊断方面的结合

中医和西医都是在不同历史条件下产生的两门科学，理论体系各不相同。西医以自然科学为基础，中医以哲学为基础。西医重视微观，中医重视宏观。中西医各有所长，又各有所短，尚不能相互融合或取而代之。西医的“心”与中医的“心”（其他脏器一样）无论在生理、病理方面都完全不同。中医的“心主血脉”的功能与西医相似，起泵的作用，与血循环有关。而“心主神明”（即具有高级神经系统作用，与精神状态、思维活动、神志有关）则与西医截然不同。

现代中医对冠心病治疗的看法是以中西医结合作出诊断，再以中医治疗为主，用中医四诊八纲归纳分析，

西医的“病”属于中医的哪种“证”，此证属于哪种类型。例如西医的“冠心病心绞痛”，中医认为相当于“胸痹心痛证”，再按四诊八纲辨证分型为“痰热淤阻”型，据此型再提出中医的治疗方案和方剂。这样的诊断方法是既重视中医的宏观认识又重视

西医的微观世界，因而使现代中医有了进一步的发展。

二、中西医在冠心病治疗方面的结合

现代中医在冠心病的治疗方面，强调先中后西，能中不西，及中西医结合的原则。

先中后西是指先用中医的各种综合疗法，经中医治疗无效，可以改用西药，先中后西的大致范围是：①心脏代偿功能尚可，一般情况尚好者。②合并心血管神经官能症者。③经西药系统处理效果不明显者。④某些原因不明而心功能尚佳者，如心肌病、心肌炎等。⑤无并发症而症状较轻的急性心肌梗死患者。

能中不西是指尽可能先用中医，如慢性心功能不全属代偿期，其自觉症状很多又不易解释者。某些病例西药治疗一般情况已有改善，可考虑停用西药改为中药。

中西医结合是指在冠心病的某一阶段，单独中药或西药处理都不理想，而采用中西结合的办法可取长补短，增高其疗效。

冠状动脉粥样硬化性心脏病大致与中医的胸痹、撅心痛、心悸等证相似，故可用中医四诊的不同表现辨证分型处理。

中医处理冠心病的优势是以整体观念和重视个体特征为医疗指导思想，对病情作综合判断，亦即辨证施治，治疗上着重调节脏腑的气血功能，调整机体内外环境以达成新的平衡。中医的许多疗法治疗冠心病，药力相对缓和，副作用少，配伍常具多方面的调节功能。然而中医治疗冠心病的远期效果尚不肯定。心绞痛的缓解及心电图缺血性 ST-T 改善的效果尚不高。西医对冠心病的治疗虽有了很大的进展，但仍不能有效地防止冠心病心绞痛复发及病情进展。鉴于中西医两者在冠心病治疗上的利与弊，取两者之长补两者之不足的中西医结合疗法，对降低冠心病死亡率减少并发症具有较大的意义。

(一)治疗冠心病的常用中药

中草药资源丰富，有许多具有临床应用价值的药品。中药材疗效确切，而且价格低廉、副作用少、服用方便，有着较大的使用人群。根据祖国医学辨证论治采用治标和治本两法。治标：主要在疼痛期应用，以“通”为主，有活血、化淤、理气、通阳、化痰等法。治本：一般在缓解期应用，以调整阴阳、脏腑、气血为主，有补阳、滋阴、补气血、调理脏腑等法。其中以“活血化淤”法(常用丹参、红花、川穹、蒲黄、郁金等)和“芳香温通”法(常用苏合香丸、苏冰滴丸、宽胸丸、保心丸、麝香保心丸等)最为常用。此外，针刺或穴位按摩治疗也有一定疗效。

治疗冠心病的常用中成药：

(1)复方丹参注射液：4 mL 加入 5%葡萄糖液 250 mL 静滴，3 周 1 疗程。

(2)活心丸：每次 1～2 丸含服。

(3)心灵丸：每次 1～2 丸含服。

(4)热性心痛气雾剂：凉血清热、活血止痛，每次舌下喷雾 1～2 次。

(5)五灵止痛胶囊：每次 2 粒含服。

(二)冠心病心力衰竭的中医治疗

据临床观察冠心病的心力衰竭可与中医的“喘证”“心悸”“水肿”“厥脱证”“喘悸水肿证”相似，可进行辨证施治。大量临床资料证明中西结合比单一的中医或西医治疗效果都好。

中医对冠心病心力衰竭诊断的临床类型：①阳虚水泛兼气滞血淤型。②气阴两虚兼气滞血淤型。

常用强心中成药：

(1)黄夹苷(强心灵)：0.25 mg，每日 2 次口服。0.25～0.5 mg加入 50%葡萄糖液 20 mL，5～10 分钟内缓注。针剂与毛花苷 C 相似，片剂与地高辛相似。

(2)福寿草总苷注射液：0.25～0.5 mg 加入 50%葡萄糖液 40 mL 中缓注。每日 1 次。

上述两种药物的不良反应与西药的强心药相似。

(三)冠心病心律失常的中医治疗

心律失常大致与中医的“心悸证”“证仲证”相似，可参考辨证施治。中医对功能性的心律失常治疗效果较好，对器质性而无危险性的心律失常可先中医后西医治疗。有些西药不良反应较大时，可减半使用并辅以中药则比较安全，又能不减少疗效。

心律失常的中医处理：

1. 心速脉

心速脉指脉细数、无力。结代脉或疾脱脉。

(1)心功能正常时，可用下法：①生脉散注射液 20 ml 加入 50%葡萄糖液 40 mL 静注，或加入 5%葡萄糖液 250 mL 静滴。②参脉注射液 20 mL 加入 50%葡萄糖液 20 mL 静注或加入 5%葡萄糖液 250 mL 静滴。

(2)心功能不全者可用下法：①高丽参注射液 4 mL 加入 10%葡萄糖液 20 mL 静注，每日 2 次。②黄花夹竹桃苷

0.25 mL加入20%葡萄糖液30 mL缓慢静注，每日1次。

2. 心脉迟

心脉退即脉迟涩。可选用：①参附针20 mL加入50%葡萄糖液20mL静注，每日2次。或40～60 mL加入5%葡萄糖液250mL静滴。②丽参注射液4 mL加入50%葡萄糖液20ml静注。

参考文献

[1]Le Mar MR, So Dy, Dionne R, at al. A citywide protocol for primary PCI in ST-segment elevation myocarcia infacction. *N Engl J Med*, 2008,358: 231-240.

[2]Contor W J,Fitchlett D, Borgundvag B, et al. Routin early angioplasty after fibrinolysis for acute myocardial infarction. *N Engl J Med*, 2008,360:2705-2718.

[3]Stone G W,Witzenbichler S D, Guagaliumi G, et al. Bivalirudin during primary PCI in acute myocardial infarction. *N Engl J Med*, 2008, 358: 2218-2230.

[4]Niccoli G, Burzotta F, Galiuto L, et al. Myocardio no reflew in humans. *J Am Coll Cardiol*, 2009, 54: 281-292.

[5]NICe-SUGAE study investigators,Finfer S,Chittock D R,et al. Intensive versus conventional glucose control in critically ill patients. *N Engl J Med*, 2009, 360: 1283-1297.

[6]Sanz J,Moreno P R,Fuster V. The year in athrothrombosis. *J Am Coll Cardiol*, 2009, 55: 1487-1498.

[7]Sanz J, Mereno P R, Fuster V. The year in atherothrombosis. *J Am Coll Cardiol*, 2009, 53: 1326-1337.

[8] GiuglianoR P, Braunwald E. The year of non-ST-segment elevation acute coronary syndrome. *J AmColl Cardiol*, 2006, 48:386-395.

[9]Giugliano R P, Braunwald E. The year in non-ST-segment elevation acute coronary syndrome. *J Am Coll Cardiol*, 2009, 54: 1544-1555.

[10]Sanz J, Mereno P R, Fuster V. The year in atherothrombosis. *J Am Coll Cardiol*, 2010, 55: 1487-1498.

[11]Thygesen K, Alpert J S, White H D, et al. Universal definition of myocardial infaction. *J Am Coll Cardiol*, 2007, 50: 2173-2195.

[12]Tjandrawidjaja M C, Fu Y, Westerhout C M, et al. Resolution of ST-segment depression: a new prognosic marker in ST-segment elevation myocardial infaction. *Eur Heart J*, 2010,31: 573-581.

[13]Heusch G, Kleinbongard P, Bose D, et al. Coronary microembolization: from bedside to bench and back to bedside. *Circulation*, 2009, 120: 1822-1836.

[14] Svilaas T, Vlaar P J, vander Horst I C, et al. Thrombus asperation during primary percutaneous coronary intervention. *N Engl J Med*, 2008, 358: 557-567.

[15]Bonaca M P, Steg G, Feldman L J, et al. Antithrombotics in acute coronary syndromes. *J Am Coll Cardiol*, 2009, 54: 969-984.

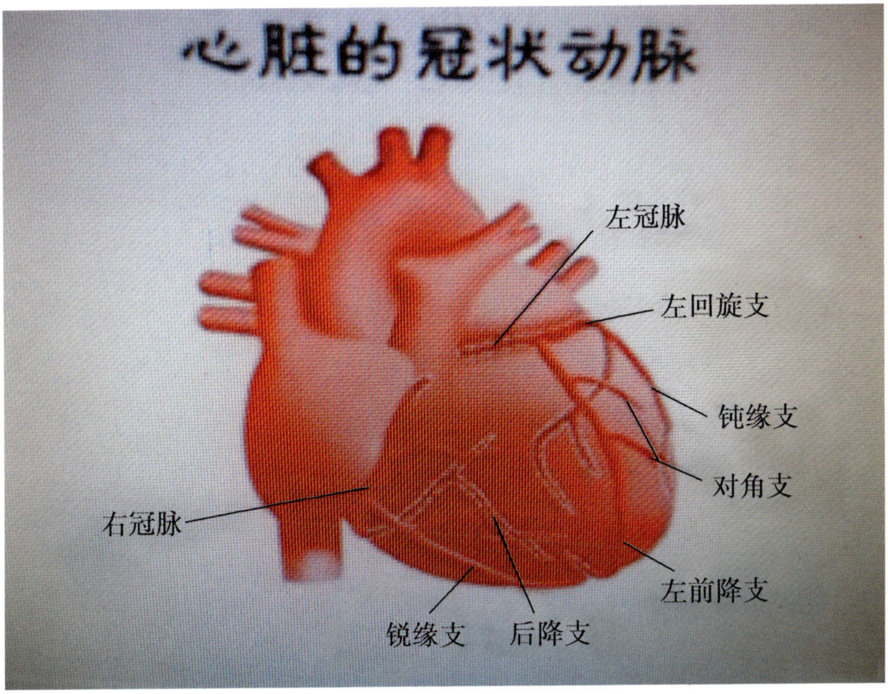

图一　心脏的冠状动脉

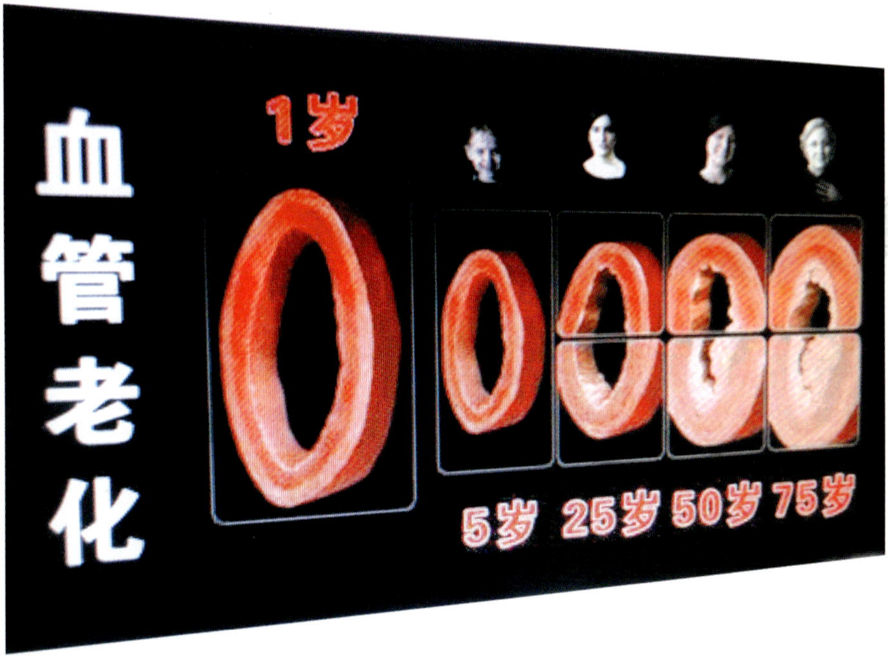

图二　动脉老化过程

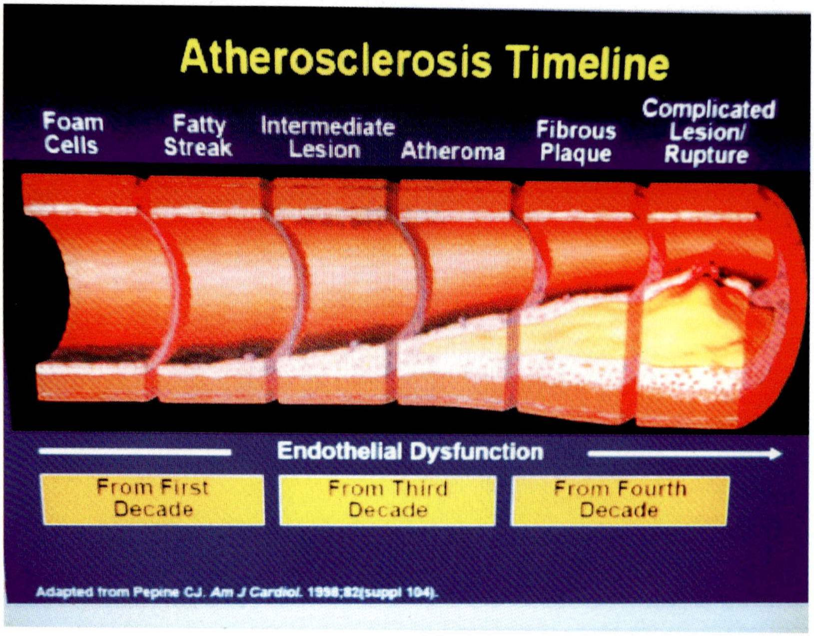

图三　心脏动脉硬化之演变

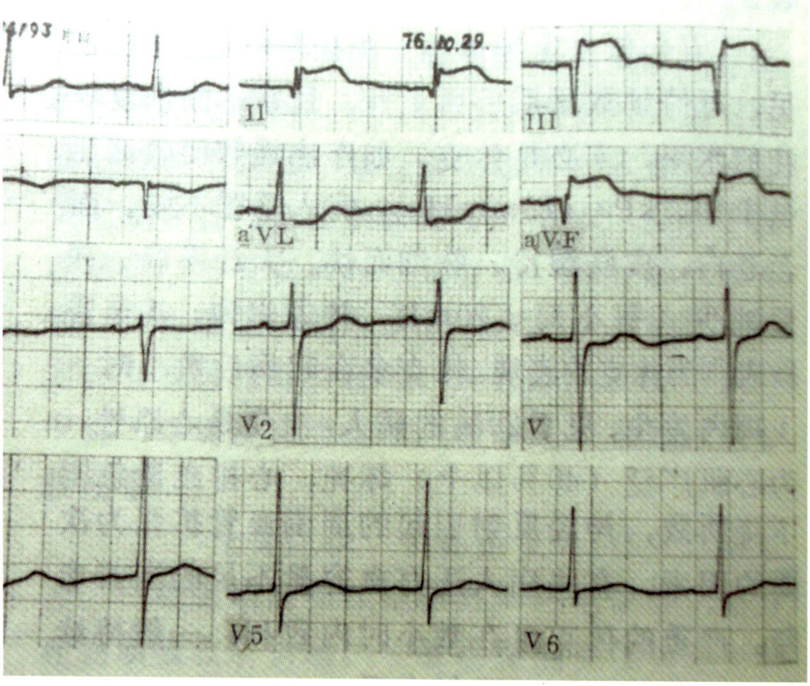

图四　急性下壁心肌梗死心电图

示Ⅲ、aVF 导联 QRS 波群呈 Qr 型 ST 段抬高，

Ⅱ导联呈 qRsr 型 ST 段抬高。Ⅰ、aVL 导联 ST 段压低

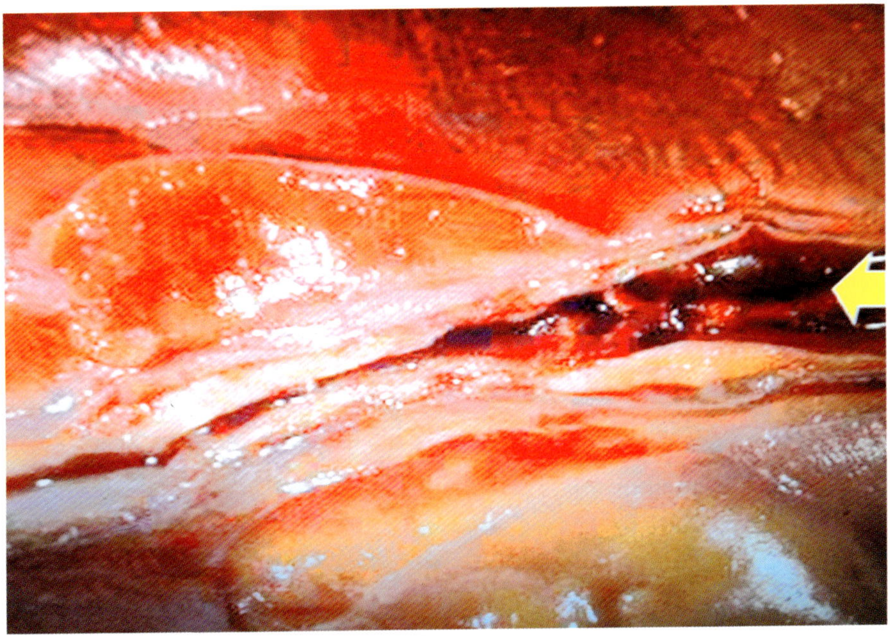

图五　冠状动脉阻塞

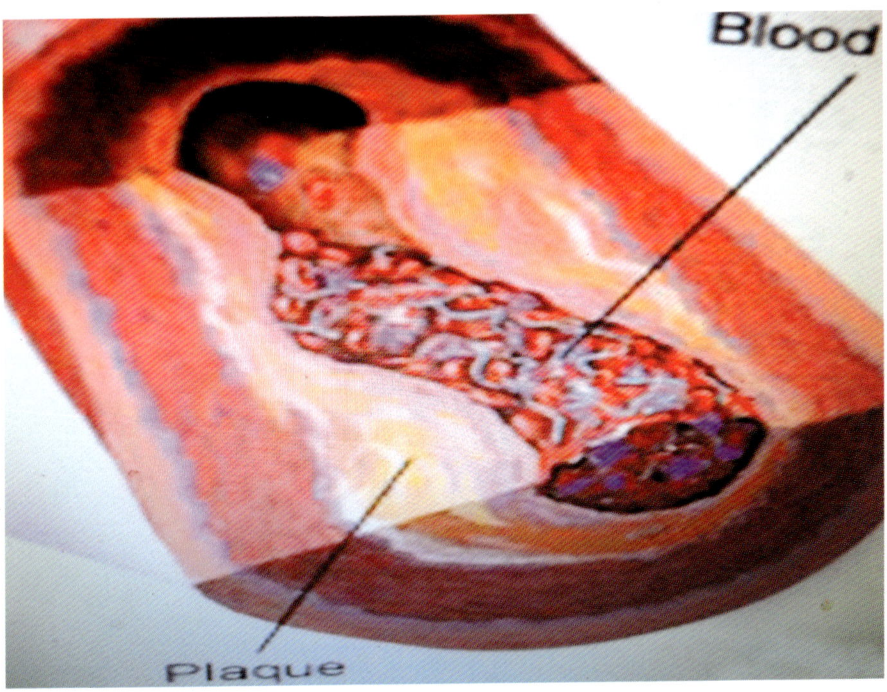

图六　冠状动脉血栓

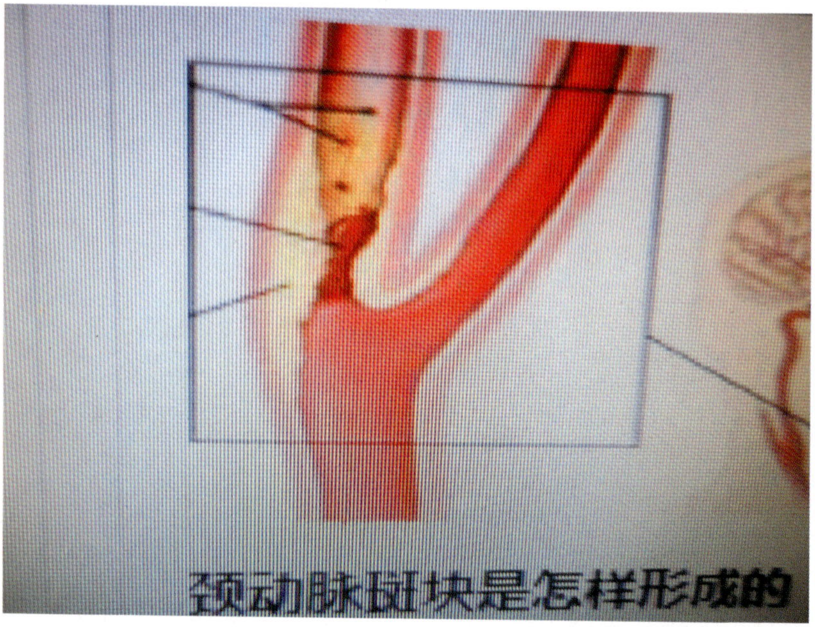

图七　颈动脉斑块

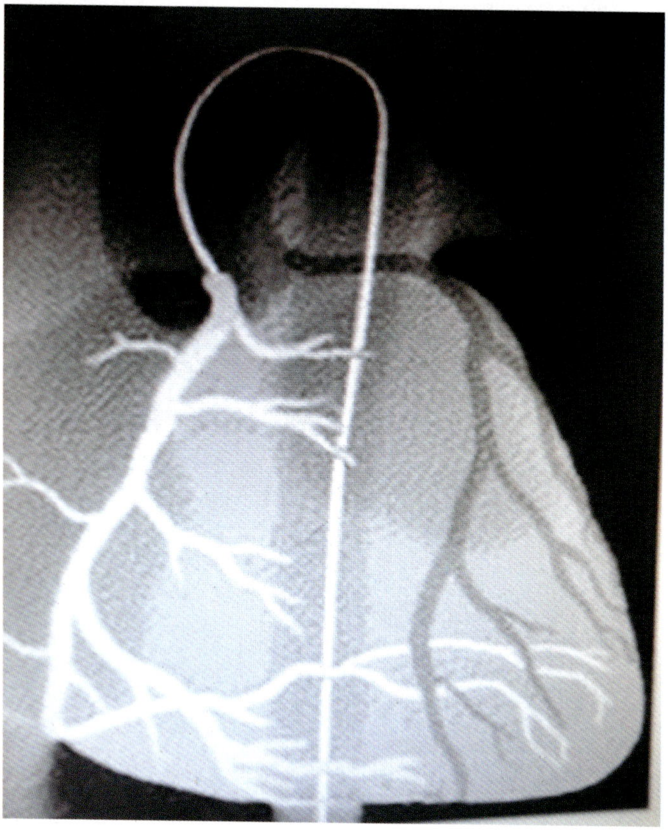

图八　冠状动脉造影

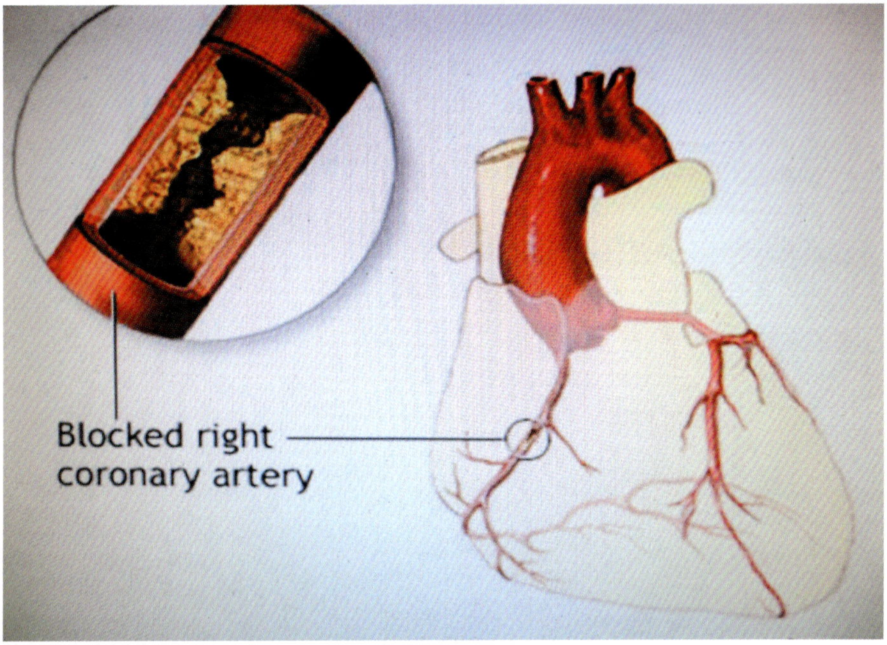

图九　右冠状动脉阻塞

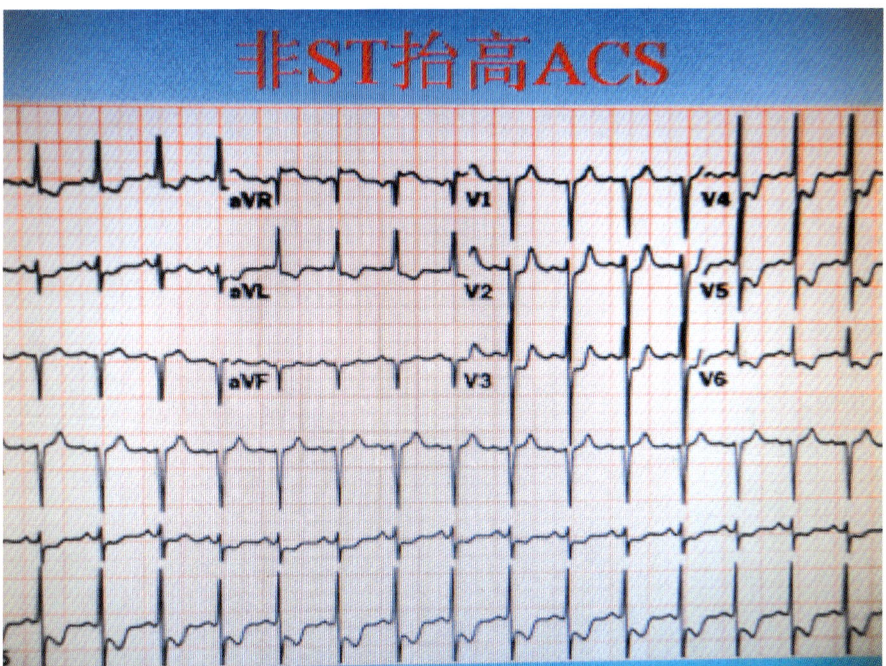

图十　非 ST 段抬高 ACS 心电图

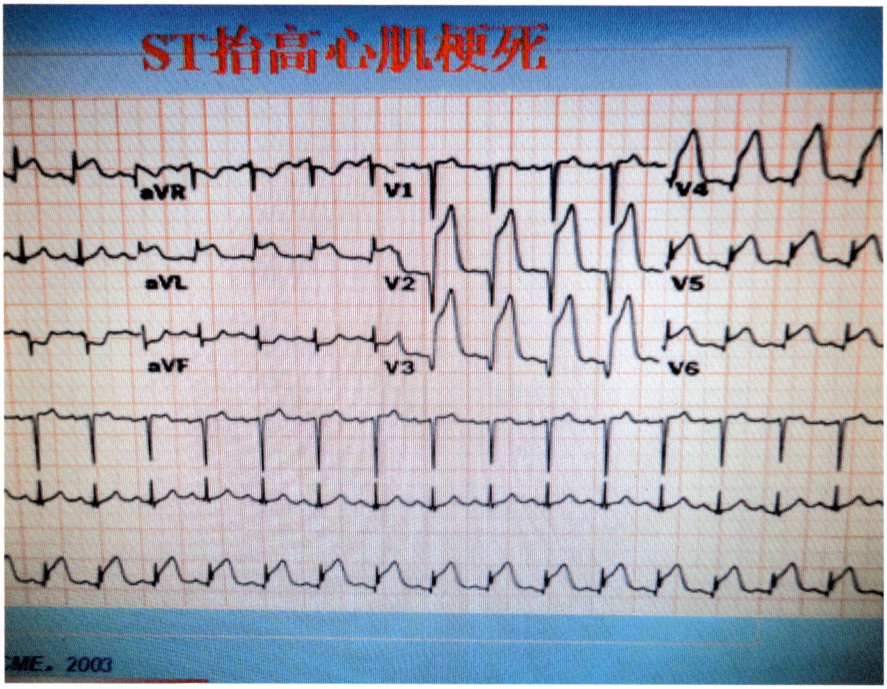

图十一　ST 段抬高心肌梗死心电图

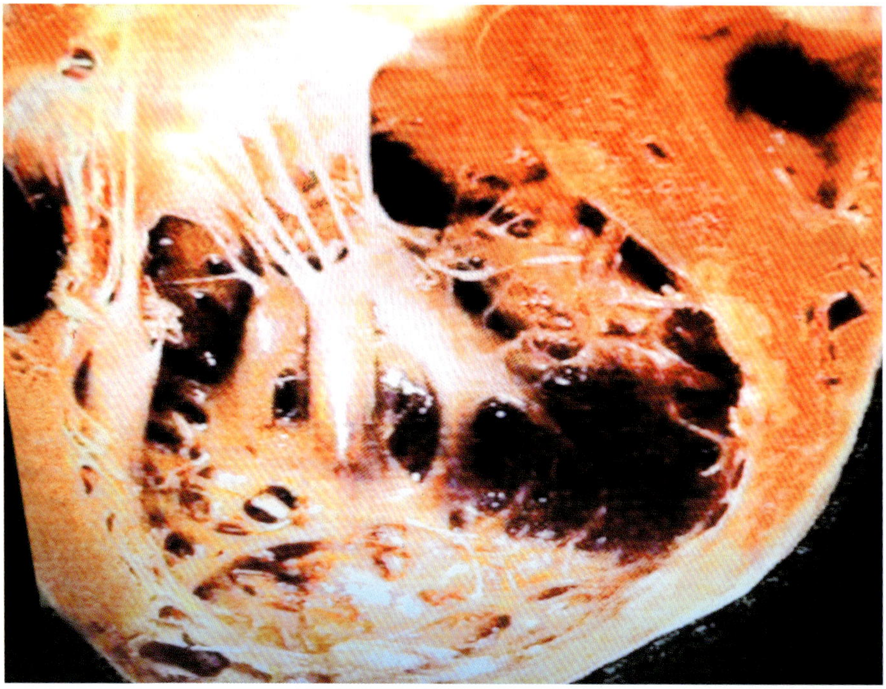

图十二　室壁瘤之病灶

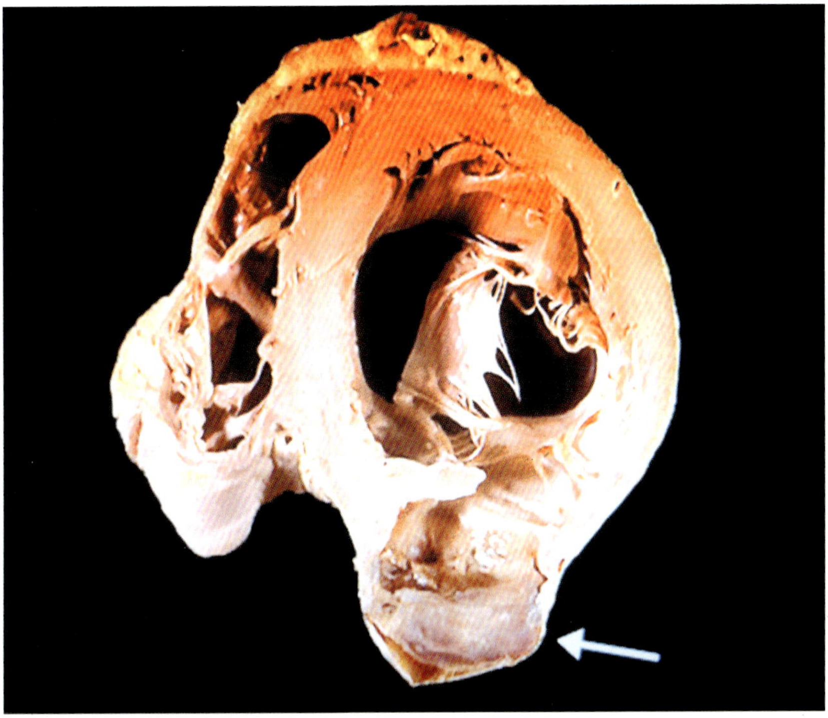

图十三　心肌梗死之病灶

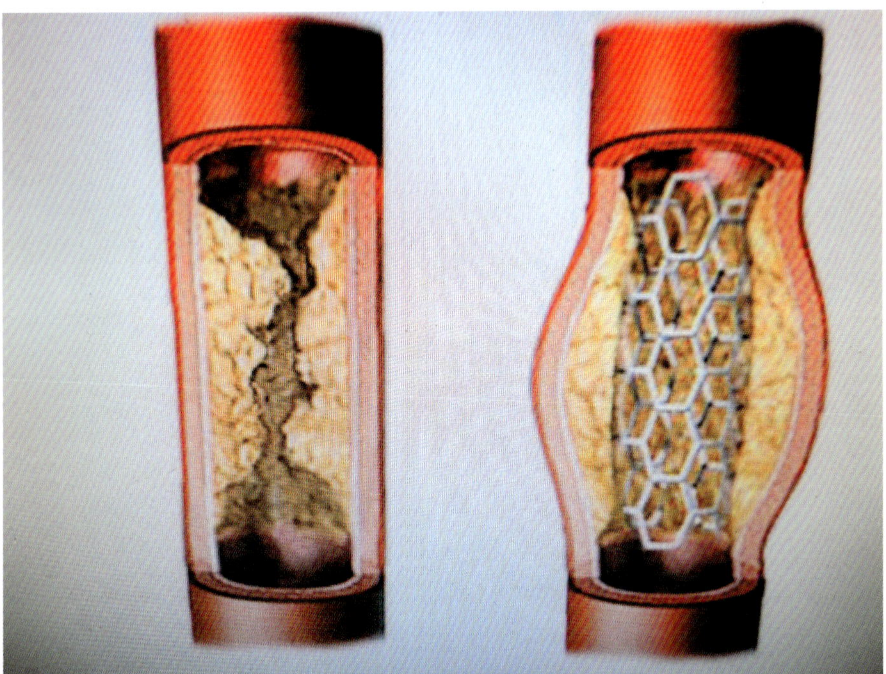

图十四　支架安放术 1

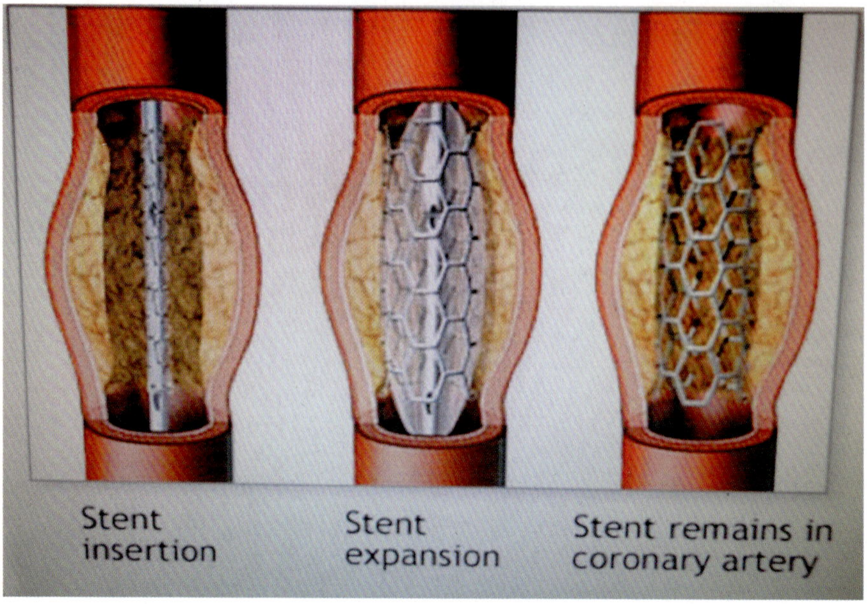

图十五　支架安放术 2

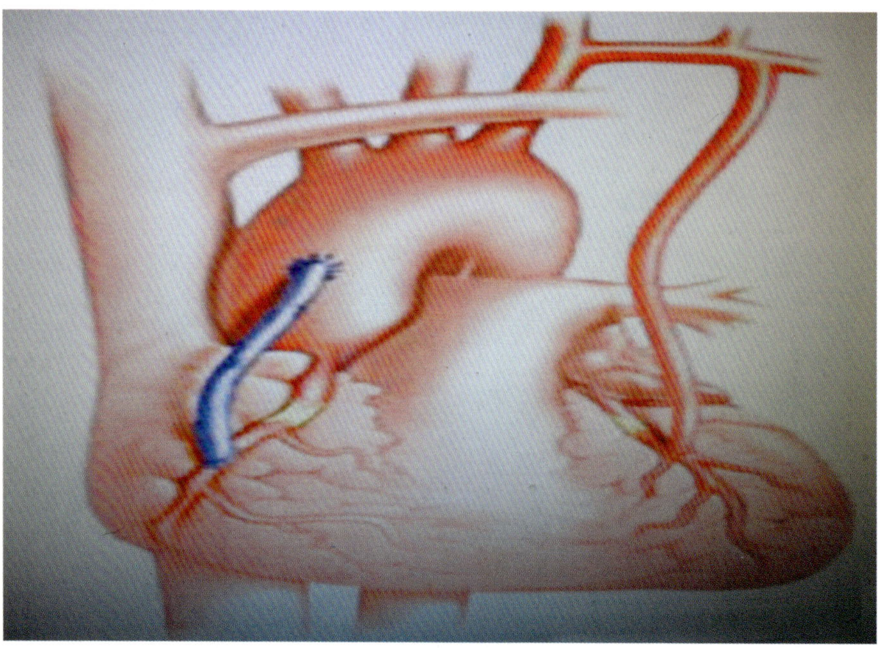

图十六　冠脉搭桥术